*Silvia Zweimüller*

# DIY
# Heilsalben
## – NATÜRLICH GESUND –

*Die klassischen Methoden der
Salbenzubereitung aus der Volksheilkunde*

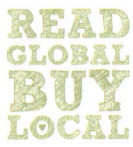 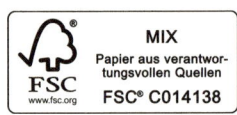

ISBN 978-3-99025-219-2
© Freya Verlag GmbH
Alle Rechte vorbehalten
A-4020 Linz
www.freya.at

Layout: freya_art, Christina Diwold
Lektorat: Dipl. Päd. Magdalena Fuchs
Fotos: Christina Diwold, Wolf Ruzicka
© Fotolia: SG- design, Kreatiw, bagira_87, Turi,
nblxer, djvstock, zenina, HLPhoto, racamani,
nblxer, Aleksandra Smirnova

printed in EU

Anmerkung: Alle in diesem Text enthaltenen Anregungen, Beschreibungen, Tipps und Rezepte wurden mit großer Sorgfalt zusammengestellt und getestet. Dennoch kann aufgrund unterschiedlicher Rohstoffe, Ausgangsbedingungen und individueller Fähigkeiten nicht garantiert werden, dass die Informationen auf Ihre Situation zutreffen, daher kann keinerlei Haftung für etwaige Verletzungen, Verluste oder andere Schäden übernommen werden, die aus der Verwendung der in diesem Text angebotenen Informationen resultieren. Die Verfasserin gibt weder direkt noch indirekt medizinische Ratschläge, sie stellt keine Diagnosen und erteilt keine Verordnungen. Herausgeber, Verfasserin und Verlag übernehmen dafür keine Verantwortung.

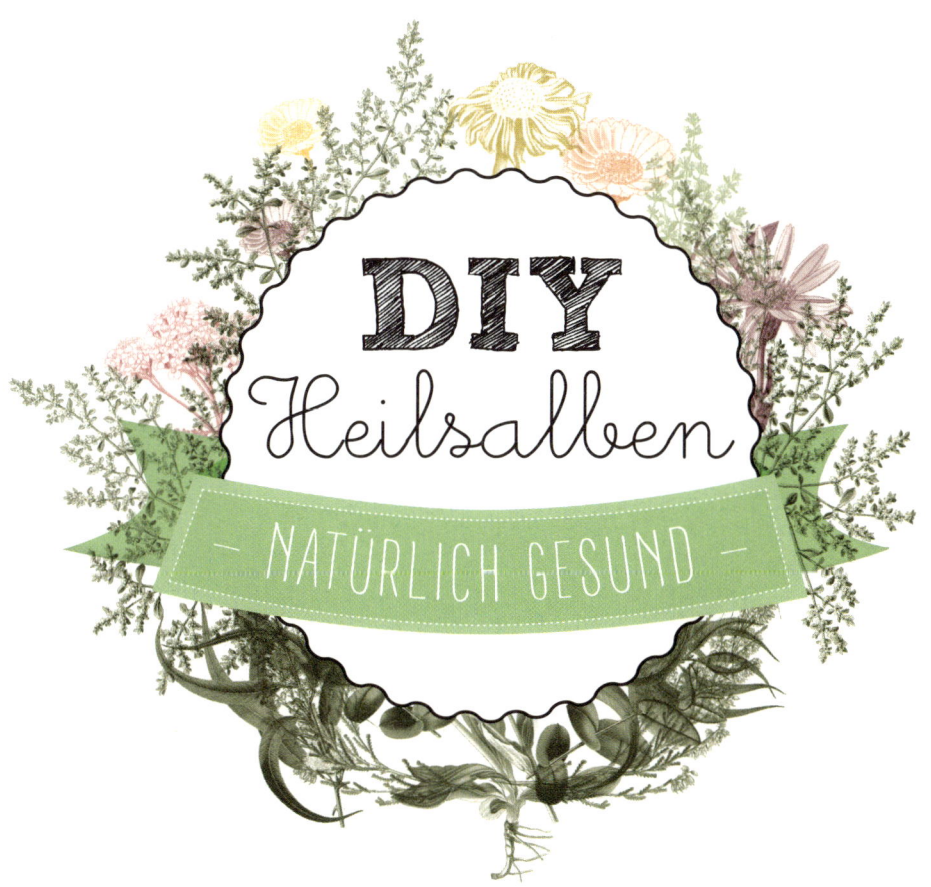

Silvia Zweimüller

# DIY
## Heilsalben
### — NATÜRLICH GESUND —

freya

# INHALT

## EINLEITUNG 7

Salben rühren - was brauche ich? ........................................................ 8
Basics für das Salbenrühren ................................................................10
Wie funktioniert ein Wasserbad? ........................................................11
Woher bekommt man die Produkte? ...................................................11
Wichtige Zutaten ................................................................................ 12
Ätherische Öle: Eigenschaften .......................................................... 15

## PFLANZEN 16

Pflanzen für Öl- oder Alkoholauszüge ................................................16
Beinwell..............................................................................................16
Salomonsiegel.................................................................................... 17
Arnika ................................................................................................ 17
Ringelblume....................................................................................... 18
Johanniskraut .................................................................................... 19
Hauswurz........................................................................................... 19
Steinklee ........................................................................................... 20
Rosskastanie ..................................................................................... 21
Melisse............................................................................................... 21
Kamille .............................................................................................. 22
Braunwurz ........................................................................................ 23

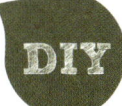

## REZEPTE 25

Salbe-Grundrezept .......................................................................... 26
Balsam-Grundrezept ....................................................................... 28

Beinwellsalbe (Gelenkssalbe) ............................................................31
Ringelblumensalbe ...........................................................................35
Hauswurz-Ringelblumen-Salbe ...................................................... 38
Schutzbalsam für die kalte Jahreszeit............................................. 40
Hustenbalsam .................................................................................. 42
Pech- oder Harzsalbe ...................................................................... 45
Majoransalbe ................................................................................... 48
Eukalyptussalbe ................................................................................52
Venenbalsam ....................................................................................55
Lippenpflege .................................................................................... 58
Braunwurzsalbe ............................................................................... 60

## DIE AUTORIN 62

Silvia Zweimüller ..............................................................................62

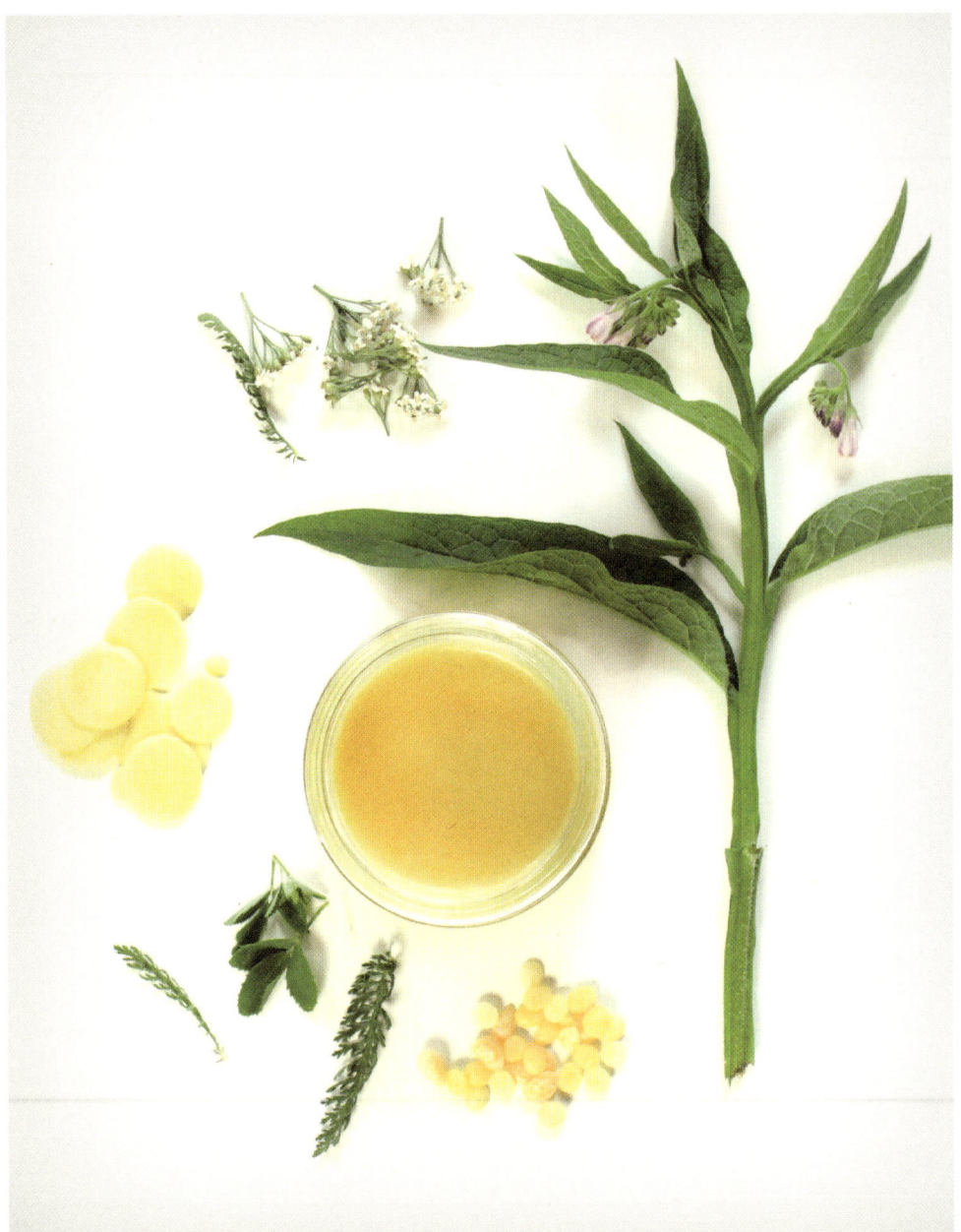

# EINLEITUNG

**In meiner Kindheit war es selbstverständlich, dass meine Mutter die Heilmittel für die Familie selbst herstellte – Spitzwegerich- oder Tannenwipfelsaft, Ringelblumensalbe oder Arnikatinktur waren bei uns immer vorrätig.**

In den letzten Jahrzehnten ging durch die zunehmende Berufstätigkeit der Frauen und durch die „Schnelllebigkeit" das wertvolle Kräuterwissen weitgehend verloren. Aber es gab immer Menschen, die unermüdlich daran festhielten und so das Wissen bewahrten und auch in die Bevölkerung trugen. So ist in den letzten Jahren ein großes Umdenken zu spüren.

Die eigene Gesundheit und die seiner Familie selbst in die Hand zu nehmen liegt heute voll im Trend.

Es tut gut, genau zu wissen, woher die Zutaten und Pflanzen kommen, die zu einer heilenden Salbe gerührt werden. Noch dazu geht das, mit ein wenig Wissen über die Heilkraft der Pflanzen und den richtigen Ingredienzien, wirklich einfach.

Sehr wichtig ist mir, dass die beschriebenen Salben und Cremen sehr gut erprobt sind. Es sind alte Rezepte, die schon oft eingesetzt wurden, um zu helfen. Bei allen größeren Verletzungen oder Beschwerden – aber das wissen wir ja alle – gehen wir dennoch zum Arzt. Unter den Medizinern findet man heute schon häufig solche, die die volksheilkundlichen Anwendungen unterstützen.

*Im diesem Buch befinden sich alte Rezepte, die schon oft eingesetzt wurden, um zu helfen.*

Einleitung

# SALBEN RÜHREN – WAS BRAUCHE ICH?

- » **Emailkochtopf (1)** für Ölpflanzenauszüge oder für das Wasserbad
- » eine grammgenaue **Waage (2)**
- » **Gurken- oder Marmeladengläser** (etwa ¼ bis ½ l Fassungsvermögen) oder **feuerfeste Laborgläser (3)** (im Naturkosmetikbedarf zu bekommen) zum Erwärmen der Zutaten
- » **Glasrührstab (4)** oder asiatische Essstäbchen
- » **Glascremetiegel oder kleine Marmeladengläser (5)** zum Abfüllen. Kleine Gläser bevorzugen, kleine Mengen sind schnell verbraucht. Salbe immer mit einem Spatel entnehmen. Die Cremen werden ohne Konservierungsmittel hergestellt und so gelangen weniger Bakterien an die Creme!
- » **Alkohol (6)** zum Desinfizieren und Reinigen der Utensilien (z. B. kosmetisches Haarwasser, hochprozentiger Schnaps oder ein alkoholisches Desinfektionsmittel – je nach Vorrat)
- » ein **Sieb (7)** zum Filtern der Kräuter
- » **Spatel**
- » eventuell ein **Thermometer**
- » eventuell einen **Handmixer** (mit einem Quirl) zum „Verbinden" von Fett- und Wasserphase
- » **Etiketten** für die genaue Beschriftung (Inhalt und Datum!) - sehr wichtig! Siehe auch Vorlagen zum Selbermachen auf S. 51

Und natürlich die jeweilige Pflanze zur Heilwirkung!

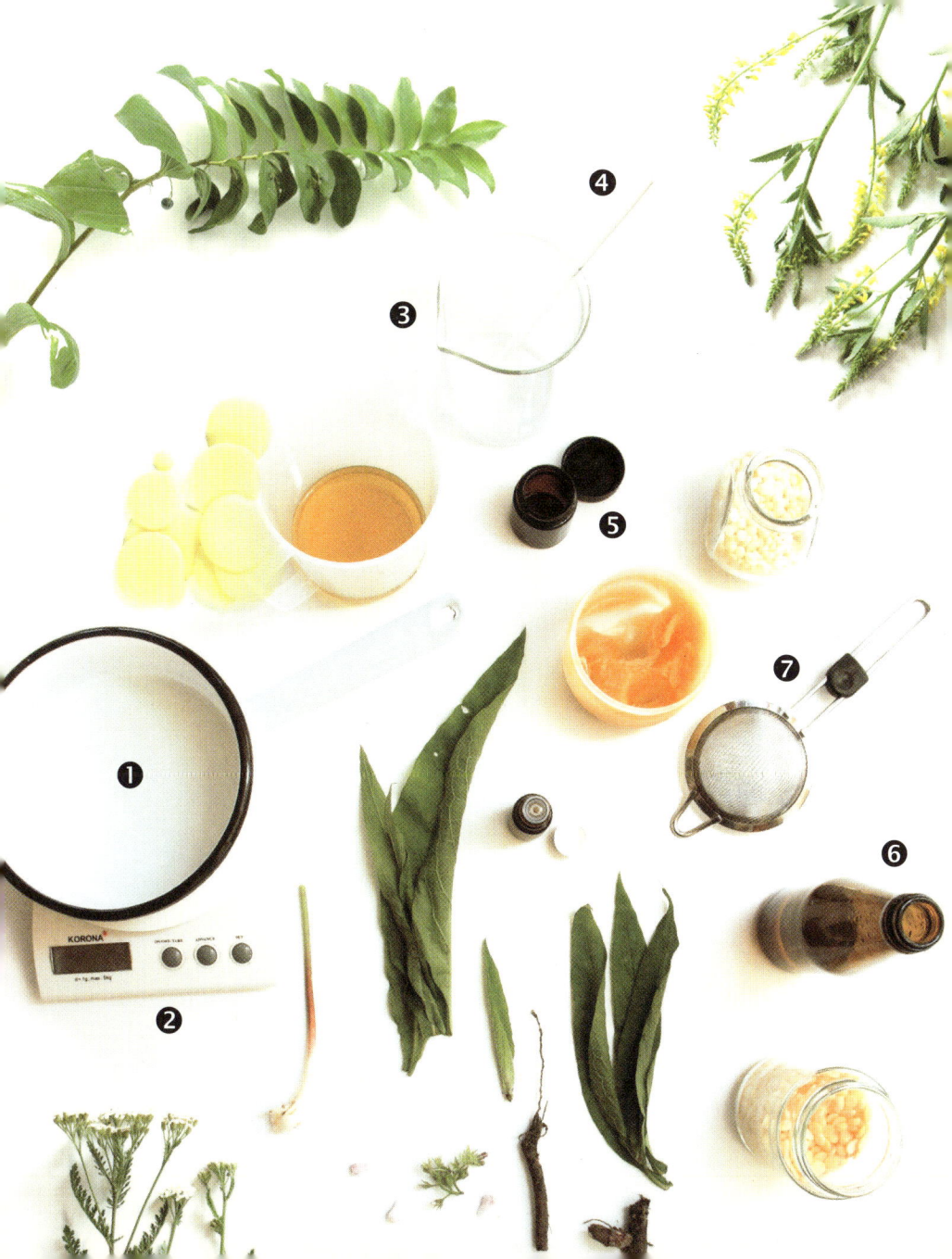

# BASICS FÜR DAS SALBENRÜHREN

Grundsätzlich besteht ein Salbenrezept aus einer Fettphase, Wasserphase und Wirkstoffphase.

Salbe oder Balsam können auch nur aus Fettphase bestehen, wo Öl und Pflanzenbutter vermischt werden. Falls ein Rezept auch Wasserbestandteile hat (z. B. Tinktur oder Teeauszug), werden sie in einem eigenen Gefäß erwärmt und zum geschmolzenen Fett gegeben. Nie umgekehrt! Zum Schluss werden nach Bedarf ätherische Öle (= Wirkstoffe) hinzugefügt.

Meine Salben und Balsame bestehen großteils nur aus einer Fettphase mit ätherischen Ölen, ausgenommen der Venenbalsam auf Seite 55 und die Braunwurzsalbe auf Seite 60. Hier benötigen Sie auch die Wasserphase.

## 1. Schritt - Fettphase
Fettphase = Öle, Pflanzenbutter, Wollfett (Lanolin), Wachse
Alle Zutaten der Fettphase werden abgemessen und so lange im Wasserbad erwärmt, bis alle Zutaten geschmolzen sind.

## 2. Schritt - Wasserphase
Wasserphase = Wasser, Teeauszüge, Hydrolate, Tinkturen
In einem zweiten Gefäß erwärmt man die Zutaten der Wasserphase auf dieselbe Temperatur wie die Fettphase (mit einem Thermometer überprüfen).

## 3. Schritt - Mischen
Die erwärmte Wasserphase wird der erwärmten Fettphase hinzugefügt (nie umgekehrt) und anschließend gut verrührt. Dann muss die Salbe abkühlen.

## 4. Schritt - Wirkstoffphase
Wirkstoffphase = Ätherische Öle, Vitamine ect.
Bei erreichter Handwärme werden die Zutaten der Wirkstoffphase zugefügt und nochmals verrührt.

## WIE FUNKTIONIERT EIN WASSERBAD?

Beim Wasserbad werden feste Stoffe langsam und schonend geschmolzen. Man kocht Wasser in einem Topf. In diesen Topf gibt man wiederum ein anderes hitzebeständiges Gefäß, worin man z. B. Bienenwachs, Kakaobutter etc. schonend zum Schmelzen bringt.

## WOHER BEKOMMT MAN DIE PRODUKTE?

Man findet die meisten Zutaten in Apotheken, Reformhäusern, bei Bio-Bauern und in manchen Drogerie- und Supermärkten in der Umgebung! Es ist immer auf Bio-Qualität zu achten!

*Gute Adressen im Internet:*
*www.naturschoenheit.at*
*www.art-of-beauty.at*

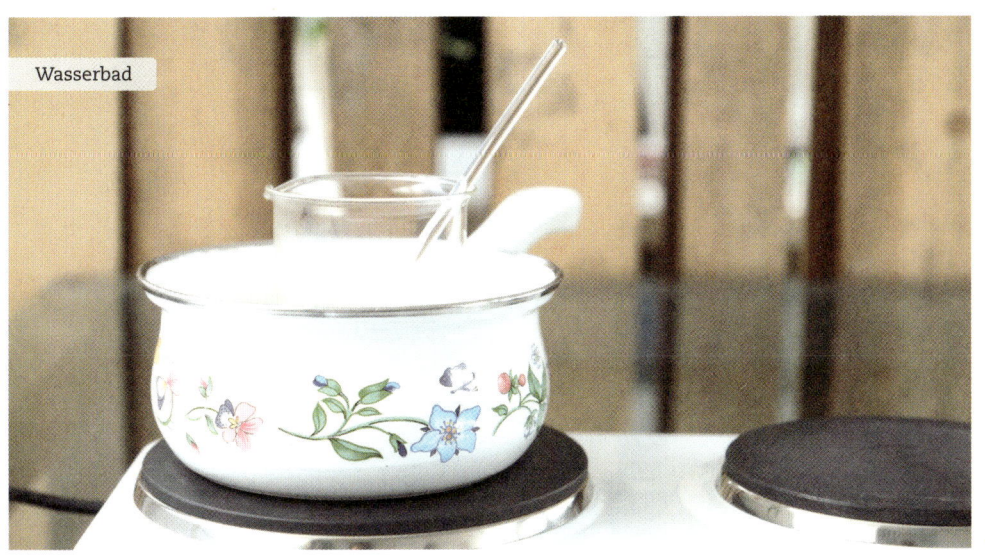

Wasserbad

# WICHTIGE ZUTATEN

## 1. Öl
**Olivenöl**
Ich verwende in erster Linie hochwertiges Olivenöl aus Griechenland in Bio-Qualität. Es eignet sich besonders für trockene, schuppige, rissige und reife Haut. Olivenöl zieht gut in die Haut ein, es hat wärmende und durchblutungsfördernde Eigenschaften und wirkt entzündungshemmend.

Olivenöl eignet sich hervorragend, um Kräuterauszüge (z. B. Ringelblumenmazerat oder das wohltuende Johanniskrautöl) herzustellen. Diese Pflanzenauszüge bilden die Grundlagen für Heilsalben.

## 2. Tierisches Fett
**Schweineschmalz in Bio-Qualität**
Mir ist wichtig, zu wissen, wo mein Schmalz herkommt. Manchmal habe ich das Glück, Wildschweintalg zu bekommen, den ich dann „auslasse" und so an wunderbares Wildschweinschmalz komme. Wildschweine sind zwar „Allesfresser", doch bevorzugt fressen sie Eicheln, Bucheckern, Farne und Wurzeln verschiedener Kräuter, das macht das Wildschweinschmalz besonders wertvoll.

Aus Schweineschmalz werden seit den Zeiten der Hildegard von Bingen wichtige Heilsalben gekocht. Pflanzen stehen zwar im Vordergrund, aber auch das Trägermaterial (Schmalz) versteht man als Wirkstoff.

**Lanolin (Wollfett)**
wird aus dem Fett der Schafwolle gewonnen und riecht auch danach.

Lanolin wird von der Haut sehr gut aufgenommen. Trotzdem sollte man nur geringe Mengen verwenden, denn Lanolin könnte ein klebriges Gefühl auf der Haut hinterlassen (Vorsicht – manche Menschen reagieren allergisch auf Wollfett).

## 3. Pflanzliches Fett
**Sheabutter**
**(auch Karitébutter genannt)**
wird aus den Kernen des Sheanussbaumes gewonnen, der seine Heimat in Zentralafrika hat.
Sie macht die Haut weich und verhindert das Austrocknen, besonders bei empfindlicher, reifer oder entzündeter Haut. Wer vegan oder vegetarisch lebt, hat mit Sheabutter eine Alternative zum tierischen Fett.

Sheabutter sollte im Kühlschrank aufbewahrt werden und man darf sie nicht stark erhitzen. Sheabutter schmilzt bei 35–42 °C.

Auch hier auf hohe Qualität achten, da Sheabutter auch raffiniert angeboten wird und bei dieser Butter fehlen die wertvollen Betacarotinoide.

**Kakaobutter**
zieht gut ein und macht die Haut wunderbar geschmeidig. Sie schmilzt bereits bei einer Temperatur von 30-35 °C, es ist wichtig, sie nicht zu erhitzen, sie verliert sonst ihre konsistenzgebende Eigenschaft.

Kakaobutter erst zugeben, wenn die Pflanzenauszugsphase beendet ist (Restwärme ausnützen).

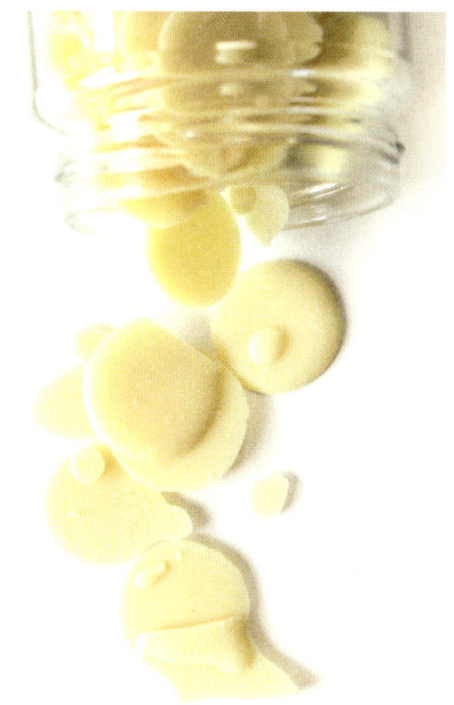

Kakaobutter

## 4. Weitere Zutaten

**Bienenwachs**
enthält Vitamine und Spurenelemente, es pflegt spröde, trockene Haut und ist ein Stoffwechselprodukt unserer Honigbienen. Bienenwachs schmilzt bei etwa 70 °C. Achtung bei Propolisallergie!

**Ätherische Öle**
werden meist durch Wasserdampfdestillation gewonnen. Sie sind hochwirksame Pflanzeninhaltsstoffe, die vorsichtig und stark verdünnt verwendet werden sollten – weniger ist mehr!

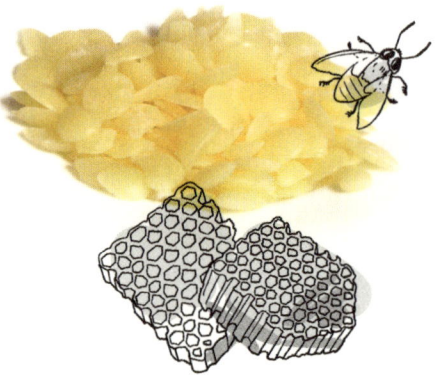

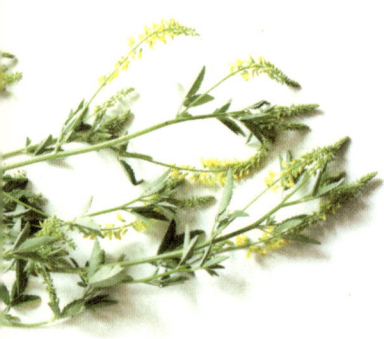

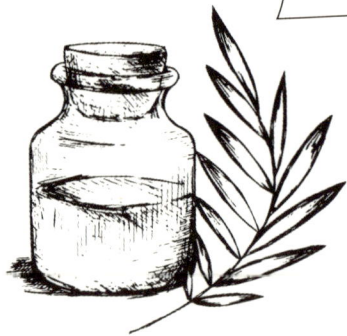

Wichtig: auf sehr gute Qualität achten! Ich kaufe ausschließlich Bio-Qualität.

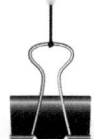
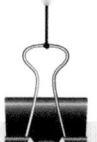

# ÄTHERISCHE ÖLE: EIGENSCHAFTEN

Ich verwende in erster Linie die Öle der folgenden Liste. Man kann sich aber auch gerne informieren und nach anderen passenden ätherischen Ölen suchen.

**Lavendelöl**
wirkt entzündungshemmend, beruhigend und verleiht den Salben einen angenehmen, wohltuenden Duft.

**Geranie**
ist sehr hautfreundlich, besonders wirksam bei Schuppenflechte und Neurodermitis, es wirkt reinigend und zusammenziehend.

**Eukalyptus**
wird sehr gern bei Erkältung, Husten und Heiserkeit verwendet, da es die Atemwege reinigt.

**Grapefruit**
fördert die Durchblutung, regt die Lymphe an, die Haut wird durchblutet und gestrafft, hat auch auf Wasseransammlungen in den Beinen einen positiven Einfluss – für den Venenbalsam.

**Zypresse**
wirkt stark zusammenziehend (adstringierend) bei Venenleiden, Krampfadern und stärkt das Bindegewebe.

**Wacholderbeere**
wirksam bei allen rheumatischen Beschwerden, Gicht, Muskelkater und Krampfadern.

# PFLANZEN FÜR ÖL- ODER ALKOHOLAUSZÜGE

> Wer nicht selbst sammelt besorgt sich die Pflanzen aus der Apotheke oder im Kräuterhandel.

## Beinwell
*Symphytum officinale*

Die Wurzeln werden im Oktober oder im zeitigen Frühjahr gegraben. Später kann man auch die Blätter und Blüten verwenden (stark zerkleinert auch als Umschlag, direkt auf die betroffenen Stellen aufbringen).

Die schwarzen Wurzeln enthalten besonders viel Allantoin – es löst Wundsekrete auf und fördert die Granulation.

Im Zusammenspiel mit Kieselsäure wird die Kallusbildung angeregt (das Zusammenwachsen der Knochen wird beschleunigt). Es fördert auch die Zellneubildung, die Regeneration von Gewebe und die Durchblutung.

Verwendet wird Beinwell bei Prellungen, Zerrungen, Blutergüssen, Knochenverletzungen wie Brüchen, Venenerkrankungen und schlecht heilenden offenen Beinen, aber auch allen anderen schlecht heilenden Wunden. Hier hilft oft auch ein Umschlag mit Beinwellwurzeln und -blättern (gut zerkleinern) oder eine Kompresse mit einem starken Absud. Beinwellsalbe oder Beinwellbalsam gehören zu den klassischen Mitteln der Volksheilkunde.

Man merkt sofort, ob die Anwendung hilft, es gilt die Regel: Nicht länger als 3 Wochen anwenden, dann eine Pause einlegen. Ich ziehe im Oktober eine größere Menge Wurzeln in Olivenöl (etwa ½ l) aus. Meist gemischt mit einer anderen wichtigen Pflanze, dem Salomonsiegel.

Auskühlen lassen. Diesen Vorgang mehrmals wiederholen – dafür z. B. die Restwärme nach der Zubereitung des Mittagessens ausnützen - etwa zwei Tage lang. Dann abfiltern, gut ausdrücken und in Braunglasflaschen füllen.

## Salomonsiegel
*Polygonatum odoratum*

Die Weißwurz – wie Salomonsiegel auch genannt wird – wirkt besonders gut auf Bänder und Sehnen. Aus den Wurzeln von Salomonsiegel entsteht ein Ölauszug, der eine besonders wirksame Grundlage für eine Gelenkssalbe darstellt.

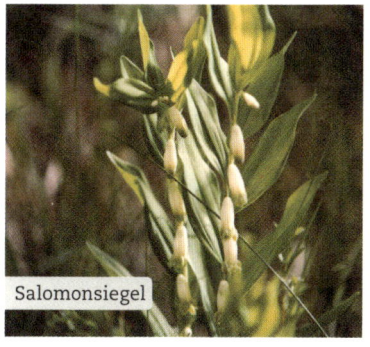
Salomonsiegel

**Ölauszug:** Für den Ölauszug werden die Wurzeln (Beinwell und/oder Salomonsiegel) sauber gewaschen, zerkleinert – dafür ein Keramikmesser (wenn vorhanden) verwenden. Die Wurzeln und das Öl in einen Emailtopf geben. Das Öl auf zirka 70 °C erwärmen.

## Arnika
*Arnica montana*

„Bergwohlverleih" ist eine der ältesten Heilpflanzen für den Einsatz bei Blutergüssen, Prellungen und Zerrungen. Arnika wirkt stark entzündungshemmend, durchblutungsfördernd, schmerzlindernd und hemmt das Bakterien- und Pilzwachstum.

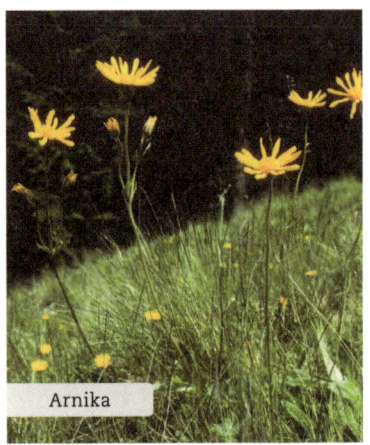

Arnika

## Ringelblume
*Calendula officinalis*

Die Blüten dieser Pflanze, die hübschen, gelben Sonnen, gehören zu den wichtigsten Wundheilern.

Die Ringelblume wird auch Sonnenbraut genannt und enthält große Mengen entzündungs- und bakterienhemmender Wirkstoffe.

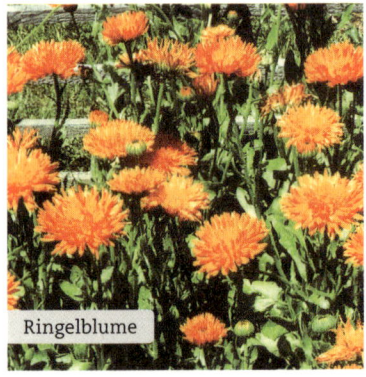

Ringelblume

Die Pflanze galt bei unseren Vorfahren als „Allheilmittel". Arnika lässt sich sowohl in Alkohol als auch in Öl wunderbar ausziehen. Allerdings kann man die Pflanze nicht mehr (wie früher) aus Naturstandorten beziehen, sie ist streng geschützt. Wenn sie im eigenen Garten wächst, kann mit den Blüten ein Öl angesetzt werden, aus Wurzeln und/oder Blüten entsteht die Tinktur, die in der Regel aber auch in den Apotheken vorrätig ist. Hier stammen die Pflanzen entweder aus Wildsammlungen im Ausland oder aus Anbau.

**Ringelblumenöl:**
Die Blüten in ein sauberes Glas geben, mit Öl übergießen und etwa einen Monat (einen Mondzyklus) stehen lassen, immer wieder gut schütteln, abgießen, gut ausdrücken und in Flaschen füllen.

## Johanniskraut
*Hypericum perforatum*

Aus Blüten und Knospen des Johanniskrautes entsteht ein wunderbares, rot gefärbtes Heilöl (wird deshalb auch als Rotöl bezeichnet). Johanniskraut wirkt bei Schnitt- und Schürfwunden, bei Prellungen, Verstauchungen, Verbrennungen 1. Grades, Sonnenbrand, bei Nervenschmerzen und bei Gürtelrose. Es ist auch hilfreich bei Phantomschmerzen nach Amputationen und bei rheumatischen Beschwerden.

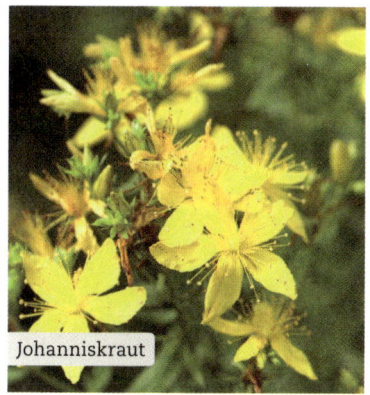
Johanniskraut

> **Johanniskrautöl:**
> Dafür die obere, blühende Pflanze locker in ein sauberes Glas füllen und mit gutem, kaltgepresstem Olivenöl übergießen. Das Glas für eine Woche in die Sonne stellen und nur mit einem sauberen Tuch bedecken, damit das enthaltene Pflanzenwasser entweichen kann. Dann verschließen und das Glas für weitere 4 Wochen in der Sonne stehen lassen. Abfiltern und in kleine Flaschen füllen. Dieses Öl ist ein Jahr haltbar.

## Hauswurz
*Sempervivum tectorum*

Die Hauswurz wird auch „Aloe des Nordens" genannt. Semper bedeutet „immer" – vivum heißt „lebend". Sempervivum ist eine sehr genügsame Pflanze mit einem ausgesprochen großen Wirkungsspektrum.

Sie wirkt entzündungshemmend, wundheilend, schmerzstillend, krampflösend, fiebersenkend, positiv gegen Krebs, pilzhemmend, durchblutungsfördernd und kühlend. Sehr hilfreich bei Wunden aller Art, für zahnende Kinder (Umschlag) und bei Gürtelrose.

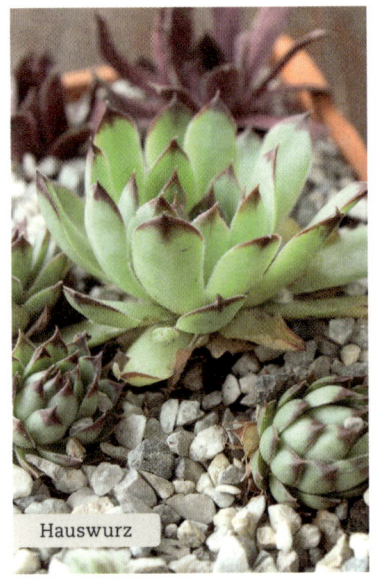
Hauswurz

## Steinklee (gelber)
*Melilotus officinale*

Honigklee, wie der Steinklee auch heißt, wirkt entzündungshemmend, harntreibend, erweichend und schlaffördernd, hat Einfluss auf die Venen und auf die Lymphe. Cumarin und viele andere sekundäre Pflanzeninhaltsstoffe im gelben Steinklee erweitern die Gefäße und mindern die Gefäßdurchlässigkeit, verbessern die Durchblutung und den Bluttransport durch die Venen. Da Steinklee vorbeugend gegen Krampfadern und Thrombosen wirkt, eignet er sich gut für Venensalben.

**Hauswurzöl:**
25 g frische, kleingeschnittene Hauswurzblätter in ca. 100 ml Olivenöl in einem Glas ansetzen. Mit einem Tuch zudecken und 14 Tage lang an einen warmen Ort stellen. Gelegentlich schütteln. Danach abseihen und durch ein Tuch auspressen. Das Öl in dunklen Flaschen aufbewahren.

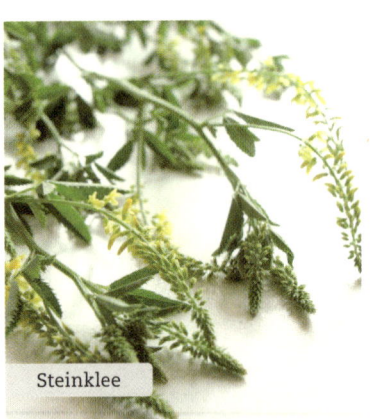
Steinklee

**Steinkleeöl oder Steinkleetinktur:**
Für ein Heilöl oder zur Einarbeitung in einen Balsam werden die blühenden Teile des gelben Steinklees in Öl ausgezogen (wie bereits vorher beschrieben). Auch der Alkohol-Auszug ist möglich.

Rosskastanie bei rheumatischen Schmerzen sowie bei Krampfadern und müden, schweren Beinen (als Einreibung). Sehr hilfreich ist eine Kastanientinktur auch zur Vorbeugung vor langen Autofahrten oder Flugreisen.

**Rosskastanientinktur:**
Frisch gesammelte, braune Kastanien abwaschen, mitsamt der Schale zerkleinern und in ein Schraubglas geben.
Die zerschnittenen Kastanien mit gutem Schnaps übergießen, dass alle Früchte bedeckt sind. Drei Wochen auf der hellen Fensterbank stehen lassen. Gelegentlich schütteln. Nach drei Wochen abfiltern und in dunkle Fläschchen füllen.
Für ein Rosskastanienöl empfiehlt sich die Kochmethode. Sie ist beim Beinwell beschrieben.

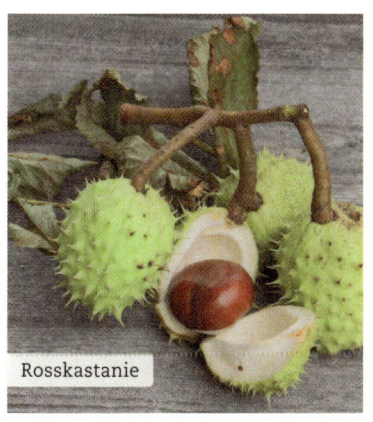
Rosskastanie

## Rosskastanie
*Aesculus hippocastanum*

Die Rosskastanie enthält Saponine, das sind natürliche Seifenstoffe, deshalb eignet sie sich wunderbar für einen Badezusatz. Besonders empfehlenswert ist

## Melisse
*Melissa officinalis*

Die beliebte Pflanze wirkt mild beruhigend und hilft sehr gut bei Einschlafstörungen (kombiniert mit Hopfen oder Baldrian) und bei nervösen Herzbeschwerden. Auch auf den Magen-Darm-Trakt hat Melisse eine entblähende Wirkung (als Tee). Melisse ist anspruchslos und gedeiht auch im Blumenkisterl gut. So sollte jeder an Melisse kommen.

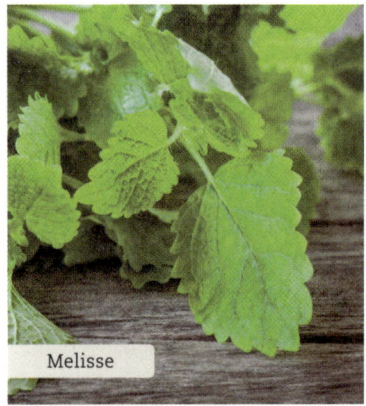
Melisse

Für mich ist Melissenöl (ätherisches Öl aus Melissa officinalis) die wichtigste Zutat für einen Lippenbalsam, da die Melisse antiviral wirkt (gegen Lippenbläschen, Herpes labialis). Hilfreich ist es bereits, wenn man ein Melissenblatt zwischen den Fingern zerreibt und den frisch ausgetretenen Melissenfrischsaft vorsichtig auf die Bläschen auftupft – nachher unbedingt die Hände waschen! Diesen Vorgang 10–20 x wiederholen. Bei den ersten Anzeichen beginnen!

## Kamille
*Matricaria chamomilla*

Ätherisches Kamillenöl ist besonders hilfreich bei entzündlichen Haut- und Schleimhautveränderungen, z. B. im Mund- und Rachenraum, bei schlecht heilenden Wunden, Ekzemen, Nagelbettei- terungen, Beingeschwüren, Wundliegen und nach Verbrennungen.

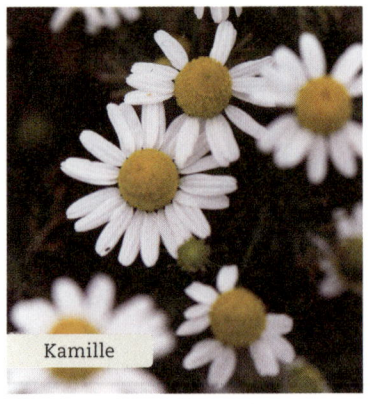
Kamille

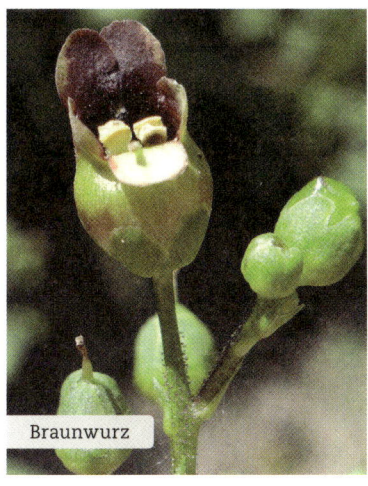

Braunwurz

# Braunwurz
*Scrophularia nodosa*

In der Volksmedizin ist die Braunwurz ein sicheres Mittel bei Hautkrankheiten, Lymphknotenerkrankungen, Problemen mit den Halsdrüsen oder Halsgeschwüren. Ein chronischer Schnupfen, geschwollene Mandeln, Ekzeme um Nase, Mund und Ohren oder Schorf auf der Kopfhaut rufen nach Braunwurz. Menschen, die unter Allergien leiden, die sich über die Haut austoben, könnten es mit der Braunwurz versuchen.

Sie wächst in der Nähe von Bachufern und in feuchten Gebüschen und Gräben. Sammelzeit ist von Frühjahr bis Herbst. Die Braunwurz ist wurmtreibend, entzündungshemmend, harntreibend und abführend.

**Braunwurzöl:**
Braunwurzöl erhält man, indem man bereits im Sommer Wurzeln und eventuell auch Kraut in einem guten Öl ansetzt (Wurzeln ab April) und etwa 3 Wochen warm stehen lässt, dann abfiltert und die Flasche dunkel aufbewahrt.

**Braunwurztinktur:**
Braunwurz-Wurzel (frisch oder getrocknet) bis zur Hälfte in ein helles Glas füllen. Bei getrockneter Wurzel etwas weniger nehmen, da sie nicht so großes Volumen hat. Mit hochprozentigem (mindestens 60 %) Alkohol auffüllen, bis das Glas voll ist. Das Glas verschließen und an einem warmen Platz ziehen lassen. 4 Wochen stehen lassen, dann abfiltern.

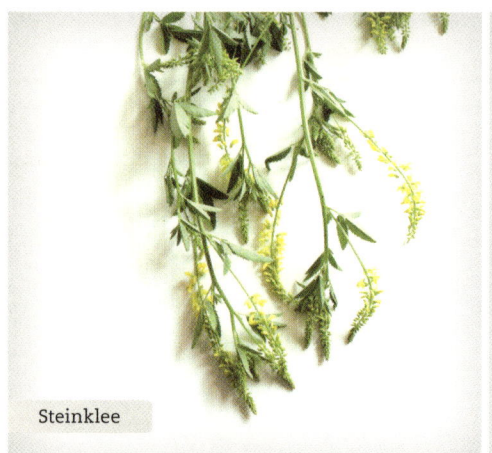

Steinklee

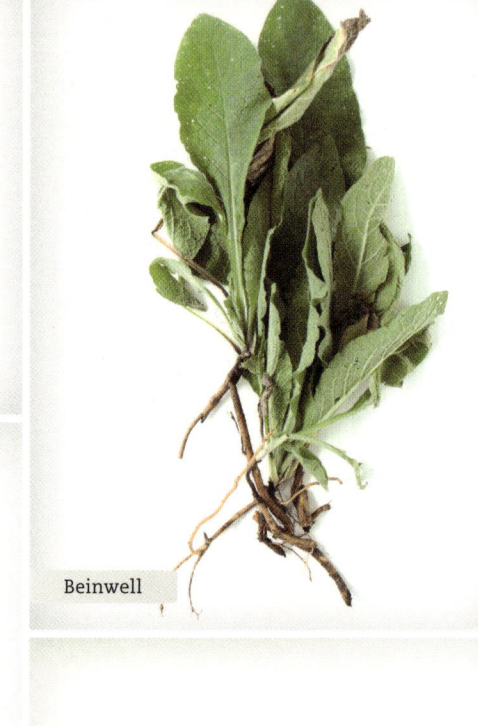

Beinwell

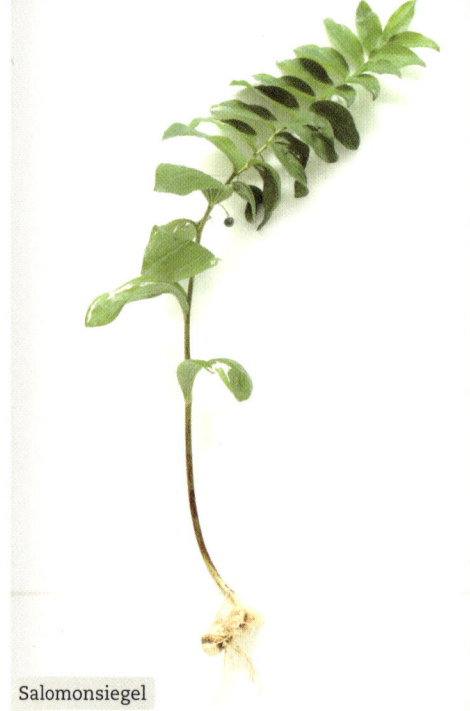

Salomonsiegel

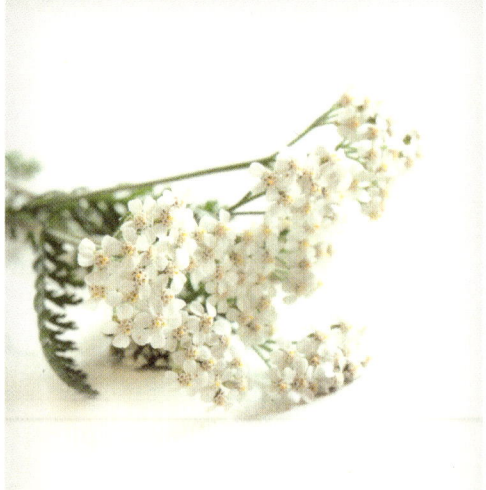

Schafgarbe

# REZEPTE

– 25 –

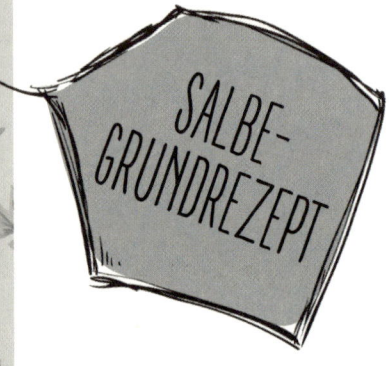

## SALBE-GRUNDREZEPT

**Zutaten:**
- 100 ml Pflanzen-Ölauszug aus Olivenöl
  Als Variante ist auch ein Pflanzenauszug aus Sonnenblumenöl geeignet.
- 4 g ungebleichtes Bienenwachs
- 12 g Lanolin
- ätherisches Öl nach Wahl (siehe S. 15)

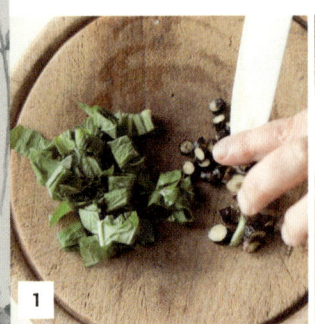
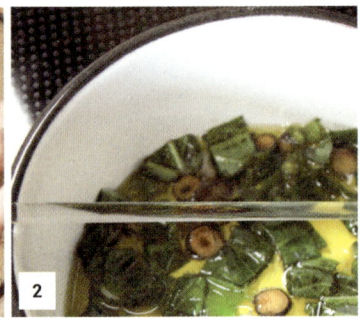
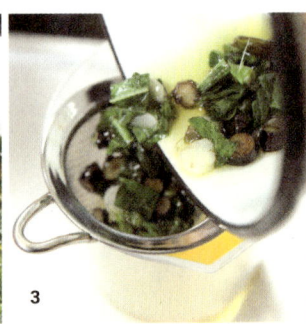

1  2  3

### Zubereitung Ölauszug:

**1** Pflanzenteile (Blüten, Blätter, Wurzeln) klein schneiden. **2** Das Öl in einen Emailtopf geben. Pflanzenteile zufügen, dann das Öl, je nach Pflanzengut, erwärmen (Zarte Blüten und Blätter mit etwa 40–50 °C ausziehen, Wurzeln bis max. 70 °C erhitzen. Die Temperatur mit einem Thermometer überprüfen. Die Pflanzen sollten auf keinen Fall frittiert werden!). Die Dauer des Auszuges richtet sich nach den verwendeten Pflanzenteilen. Blüten 10–15 Minuten, zerkleinertes ganzes Kraut und Blätter etwa 30 Minuten, harte Rinden und Wurzelteile 60 Minuten lang erwärmen. Den Auszug einige Stunden stehen lassen, dann nochmals erwärmen, dies kann mehrmals wiederholt werden. **3** In ein Glas abfiltrieren, das geht mithilfe eines Siebes oder eines Mulltuches.

## Zubereitung Salbe:

**4** Bienenwachs und Lanolin zu dem bereits hergestellten Öl zufügen. Glas mit den Zutaten in ein Wasserbad stellen und erwärmen. Ständig rühren, bis Wachs und Lanolin vollständig geschmolzen sind. Aus dem Wasserbad nehmen und auf Handwärme abkühlen lassen, dabei von Zeit zu Zeit umrühren. **5** Erst jetzt das gewünschte ätherische Öl zufügen und vermengen. **6** In kleine Gläschen oder Tiegel füllen. Gut erkalten lassen und erst dann verschließen.

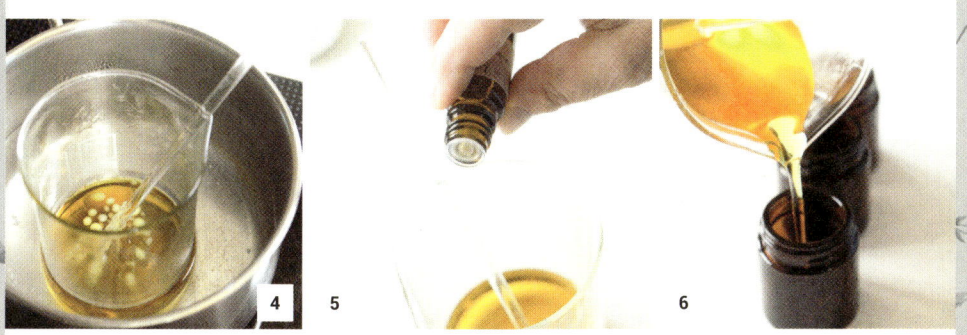

## Info:

Ich fertige Ölauszüge in größeren Mengen (zirka 400–500 ml) an und bewahre sie in Braunglasflaschen im kühlen Keller auf, so habe ich bei Bedarf den Auszug zur Verfügung und kann schnell eine Salbe rühren.

Salben werden aus Öl und Bienenwachs hergestellt, auch Lanolin findet Verwendung. Eine Salbe besteht nur aus der Fettphase.

**Lagerung & Haltbarkeit:** Dunkel und kühl lagern, die Salbe hält 1 Jahr.

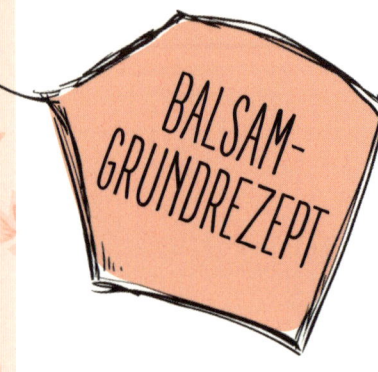

**Zutaten:**
- 100 ml Pflanzen-Ölauszug
- 5 g Bienenwachs (ungebleicht)
- 15 g Shea- oder Kakaobutter
- 2–3 Tropfen ätherisches Öl nach Wahl (siehe S. 15)

## Zubereitung Ölauszug:
Den Pflanzen-Ölauszug, so wie bei „Salbe-Grundrezept" auf S. 26 beschrieben, herstellen. Fertigen Ölauszug in ein Glas geben.

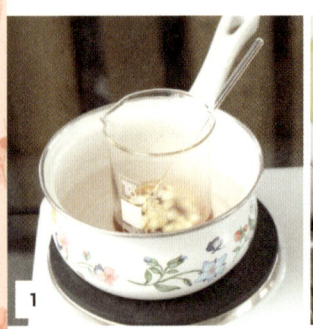
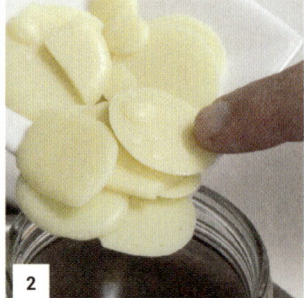
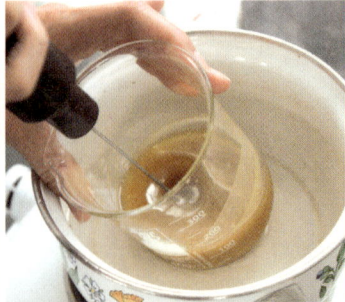

## Zubereitung Balsam:
**1** Bienenwachs zufügen. Das Glas in ein Wasserbad stellen und schonend erwärmen, bis das Bienenwachs geschmolzen ist (maximal 70 °C). Das Glas vom Feuer nehmen, auf 40–50 °C abkühlen lassen. **2** Jetzt die Butter zufügen, sie zerschmilzt sogleich. Nochmals verrühren.

**3** Nun die gewünschten ätherischen Öle beigeben und vermischen. **4** In kleine Tiegel oder Döschen füllen. Erst verschließen, wenn die Masse vollständig erkaltet ist.

**Variante:**
Man kann zu dieser Menge 10 g Pflanzentinktur (alkoholischer Auszug aus Pflanzen) geben. Tröpfchenweise in die heiße Balsam-Menge rühren. Im Wasserbad so lange sanft simmern lassen, bis der Alkohol nicht mehr zu riechen ist.

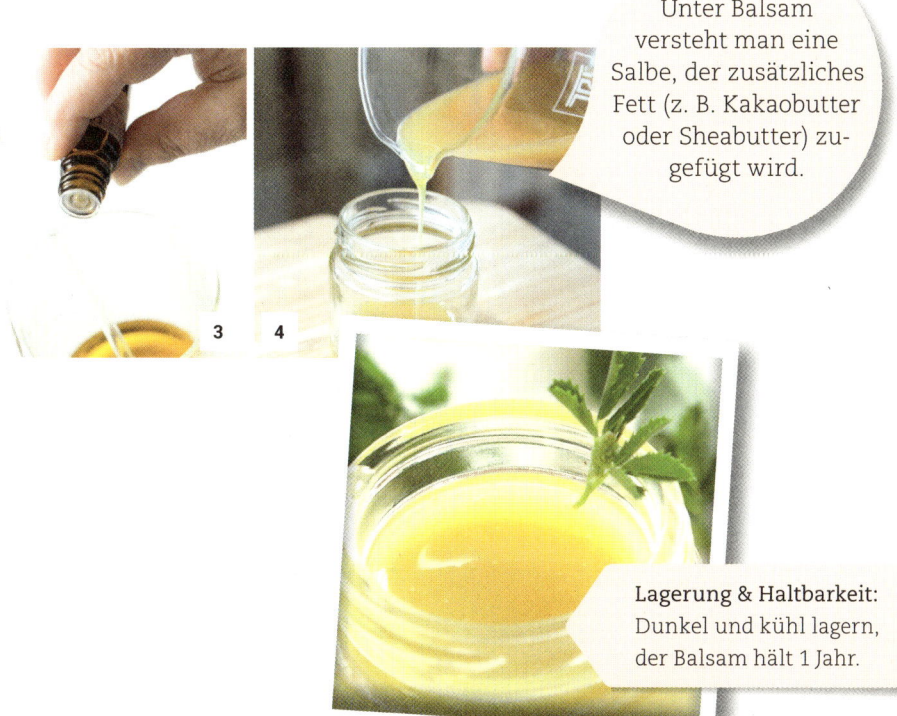

Unter Balsam versteht man eine Salbe, der zusätzliches Fett (z. B. Kakaobutter oder Sheabutter) zugefügt wird.

**Lagerung & Haltbarkeit:**
Dunkel und kühl lagern, der Balsam hält 1 Jahr.

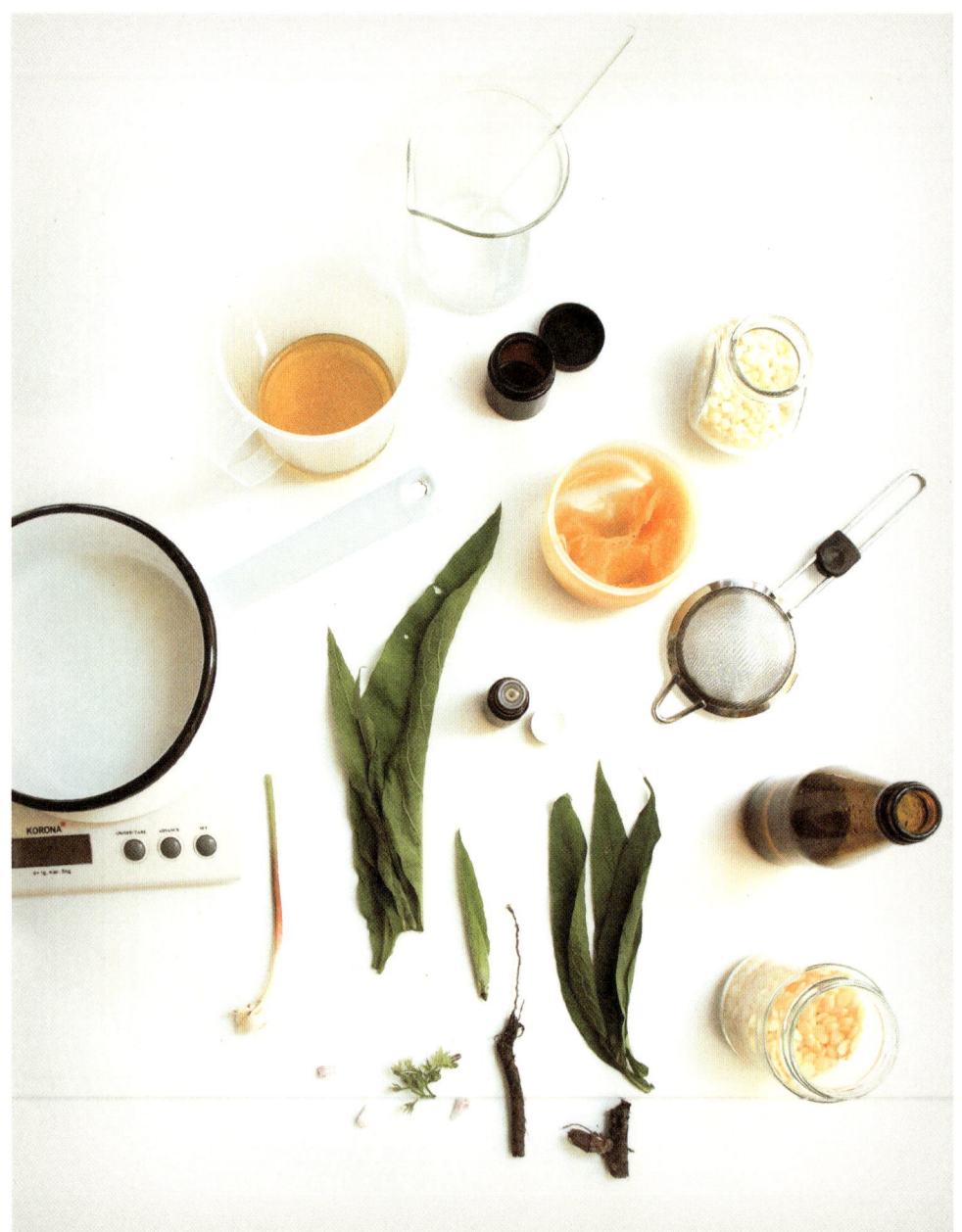

# BEINWELLSALBE (GELENKSSALBE)

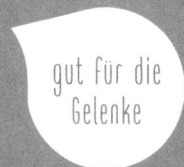

gut für die Gelenke

**Zutaten:**

- 1 Handvoll Beinwellwurzeln
- 1–2 Salomonsiegelwurzeln
- 250 ml Olivenöl
- 22 g Bienenwachs
- 30 g Lanolin (Wollfett)
- evtl. 30–50 ml Arnikaöl
- evtl. ein paar Tropfen ätherisches Lavendelöl

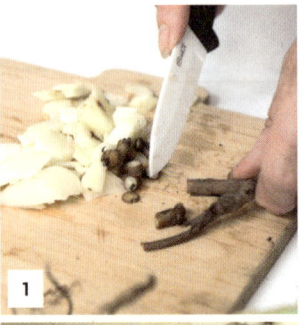

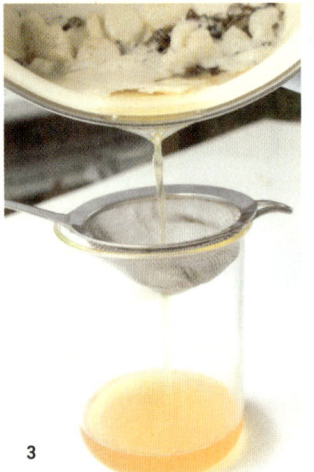

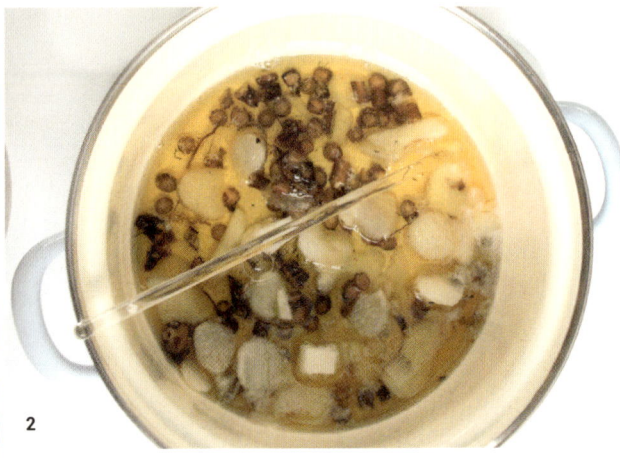

### Zubereitung Ölauszug:

**1** Eine Handvoll Beinwellwurzeln sauber waschen, trocken tupfen und mit ein, zwei Salomonsiegelwurzeln klein schneiden. **2** Alles in 250 ml Olivenöl erwärmen (max. 60–70 °C) - nicht frittieren! Immer wieder von der Platte nehmen und wieder erwärmen (Restwärme ausnützen!). Dies etwa 2 Tage immer wieder wiederholen. **3** Dann abseihen und die Wurzeln gut ausdrücken. »

*Wichtig ist, sehr sauber zu arbeiten.*

## BEIM SALBENRÜHREN IST MIR WICHTIG:

Ich achte bewusst auf eine positive und entspannte Grundstimmung, wende meine Gedanken der zukünftigen Heilwirkung zu und bedanke mich bei den Pflanzen und bei Mutter Erde.

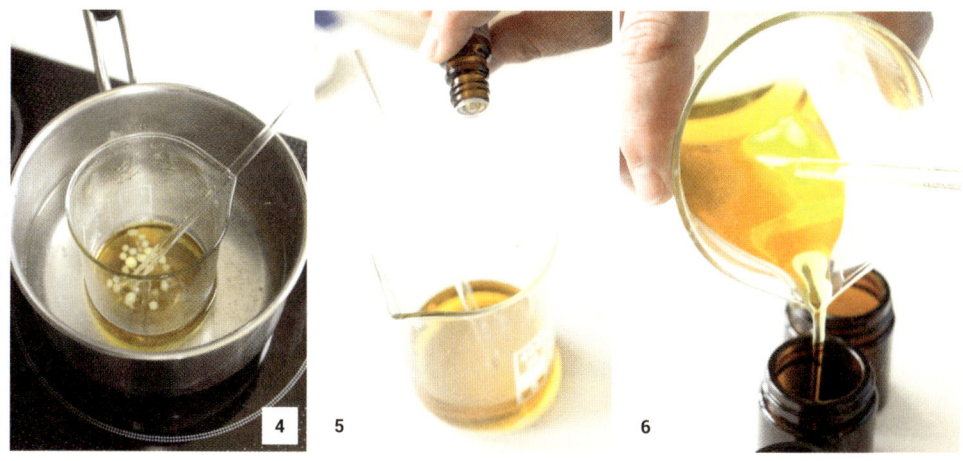

## Zubereitung Salbe:

**4** 22 g Bienenwachs und 30 g Lanolin zugeben. Im Wasserbad erwärmen und rühren, bis alles geschmolzen ist. [Wenn Arnikaöl zur Verfügung steht, etwa 30–50 ml tropfenweise zufügen, dann aber 25 g Bienenwachs verwenden. Wer kein Lanolin (Wollfett, tierischer Ursprung) verwenden will, kann es durch Kakaobutter oder Sheabutter ersetzen.] **5** Eventuell einige Tropfen ätherisches Lavendelöl zugeben. **6** In peinlich saubere Tiegel füllen (ich reibe sie mit einer in Alkohol getränkten Küchenrolle aus). Erst verschließen, wenn der Inhalt ganz ausgekühlt ist, damit sich kein Kondenswasser bilden kann.

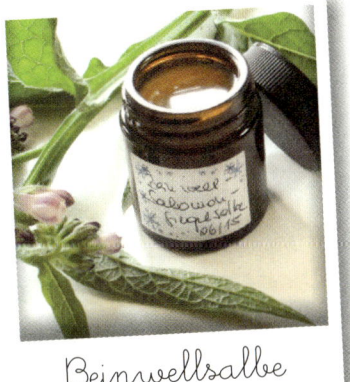

*Beinwellsalbe*

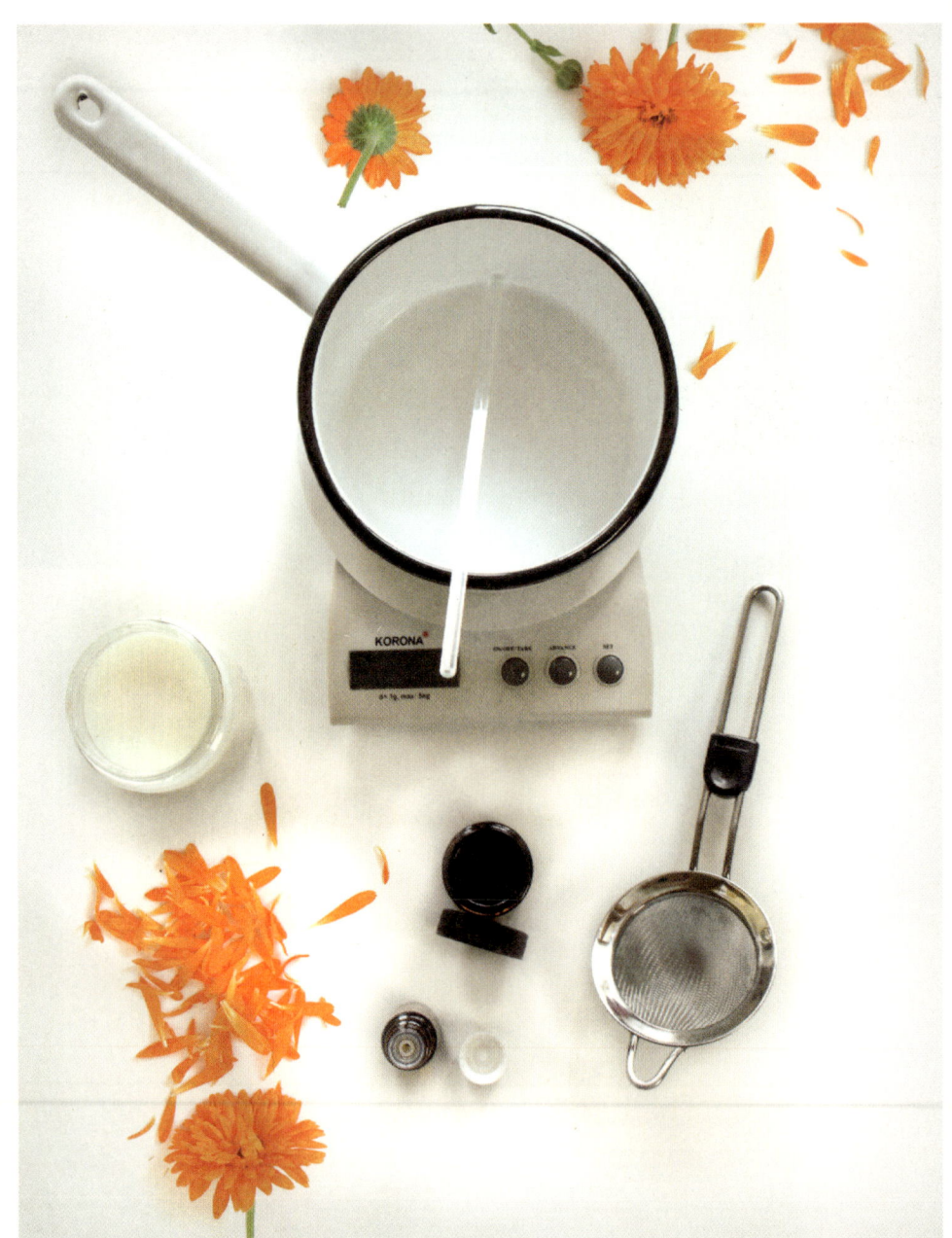

# RINGELBLUMENSALBE

*traditionelles Volksheilmittel zur Unterstützung der Wundheilung*

**Zutaten:**
- 10 g getrocknete (oder 20 g frische) Ringelblumenblüten
- 100 g Schweineschmalz oder Wildschweinschmalz
- 4 Tropfen ätherisches Öl nach Wahl (siehe S. 15)

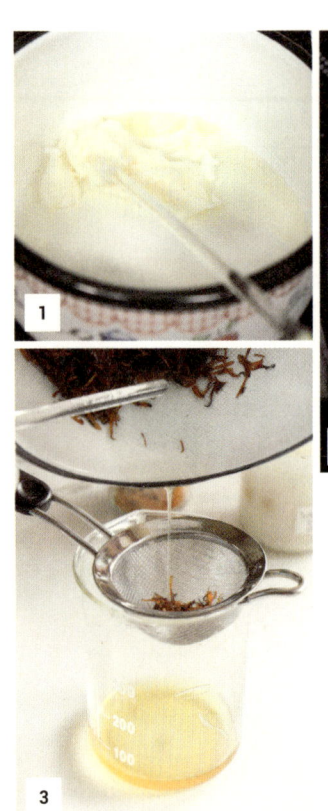
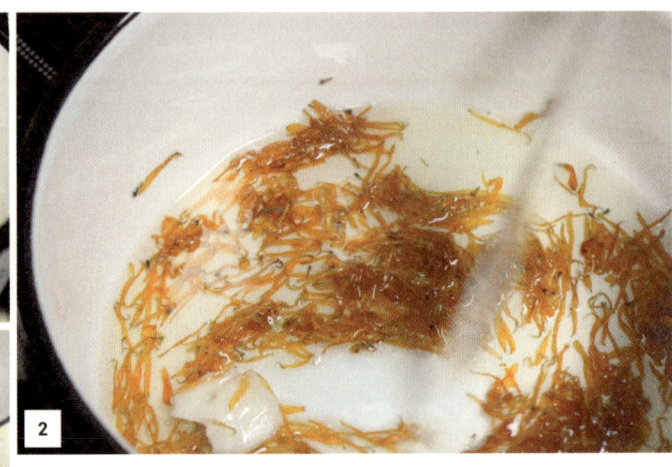

**Zubereitung Ölauszug:**
**1** Schweineschmalz im Topf erwärmen bis es geschmolzen ist. **2** Die Ringelblumenblüten hinzufügen (max. 40–50 °C) - nicht frittieren! Immer wieder von der Platte nehmen und wieder erwärmen (Restwärme ausnützen!). Dies etwa 2 Tage immer wieder wiederholen. **3** Dann abseihen und die Blüten gut ausdrücken. »

# TIPP:

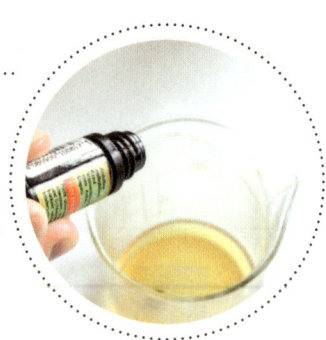

Wer möchte, kann nach Punkt 4 auch noch ein paar Tropfen ätherisches Schafgarbenöl hinzufügen. Es verstärkt die Wirkung.

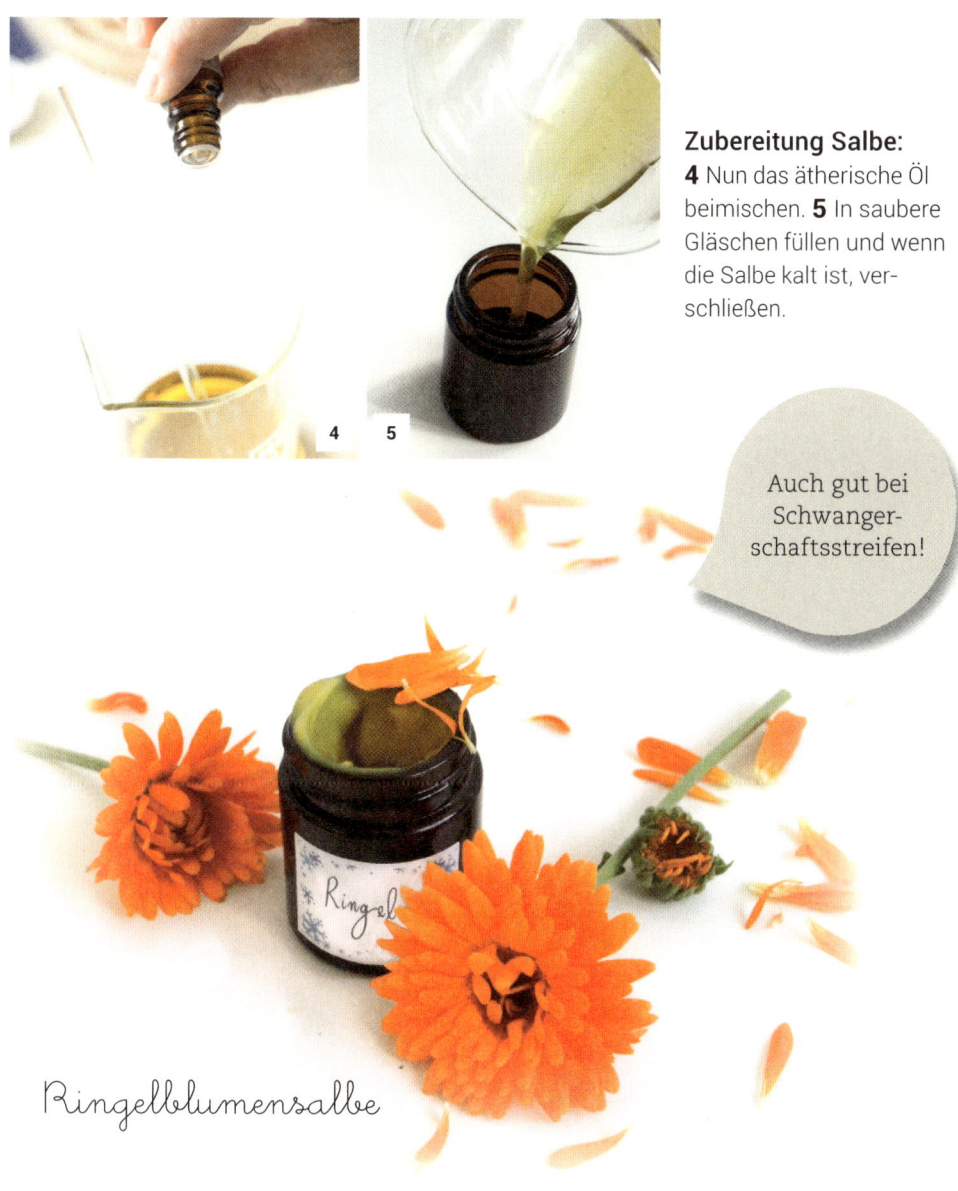

**Zubereitung Salbe:**
**4** Nun das ätherische Öl beimischen. **5** In saubere Gläschen füllen und wenn die Salbe kalt ist, verschließen.

Auch gut bei Schwangerschaftsstreifen!

Ringelblumensalbe

# HAUSWURZ-RINGELBLUMEN-SALBE

*entzündungshemmend, wundheilend, schmerzstillend*

**Zutaten:**

- 100 g Sheabutter oder Butterschmalz (Bio-Qualität)
- 1 Handvoll Ringelblumenblüten
- 3–5 Hauswurzblätter (je nach Größe)

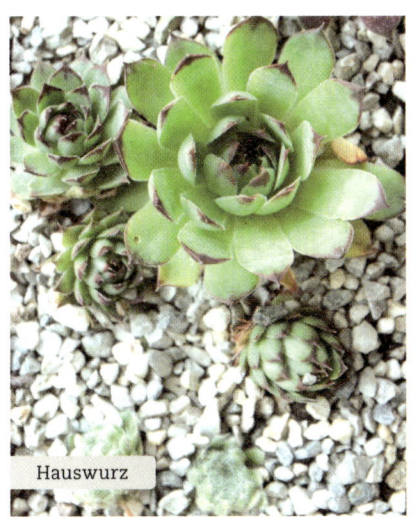
Hauswurz

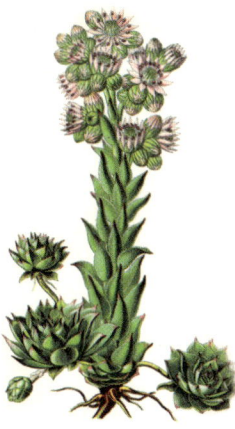

## INFO:
Durch die Hauswurz bekommt die Salbe eine intensivere goldgelbe Farbe.

### Zubereitung:
**1** Fett im Topf langsam auf kleinster Hitze schmelzen. **2** Ringelblumenblütenblätter und Hauswurzblätter zugeben und zirka 20 Minuten erwärmen, ganz leicht „simmern" lassen – nicht frittieren! **3** Die fertige Salbe abseihen und in kleine Tiegel füllen. Die Salbendöschen erst verschließen, wenn die Creme erkaltet und fest ist!

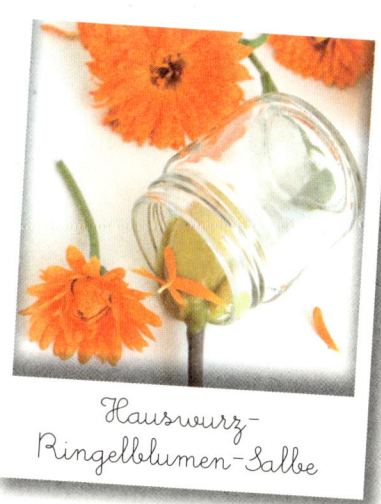

*Hauswurz-Ringelblumen-Salbe*

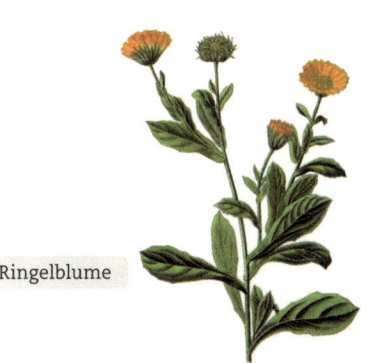
Ringelblume

# SCHUTZBALSAM FÜR DIE KALTE JAHRESZEIT

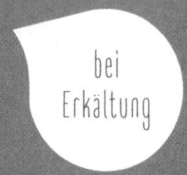

bei Erkältung

**Zutaten:**

- 50 g Ringelblumenöl
- 4 g Lanolin
- 10 g Bienenwachs
- 12 g Sheabutter
- 2 Tropfen ätherisches Lavendel- oder Rosengeranienöl

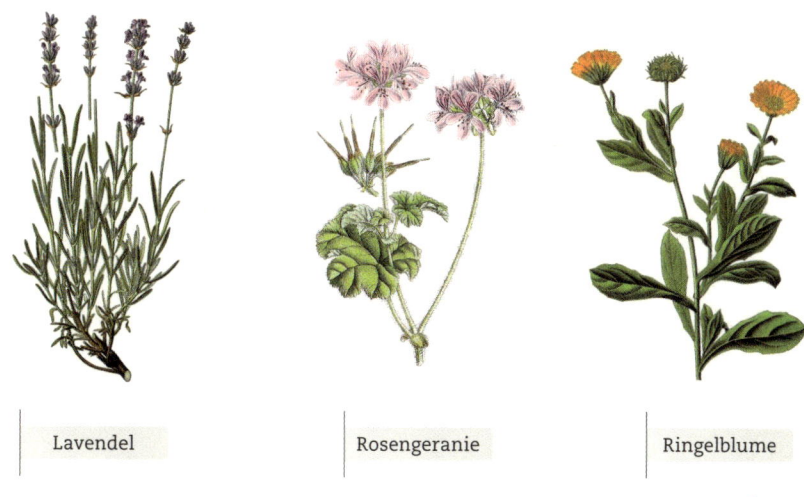

| Lavendel | Rosengeranie | Ringelblume |

## Zubereitung:

**1** Bienenwachs und Lanolin im Ringelblumenöl langsam bei geringer Temperatur im Wasserbad schmelzen. **2** In der Restwärme die Sheabutter schmelzen. **3** Dann in Tiegel abfüllen. Erst nach dem Auskühlen den Deckel draufgeben und beschriften.

Ringelblumenöl selbermachen siehe S. 18!

Die Emulgatoren Lanolin und Bienenwachs

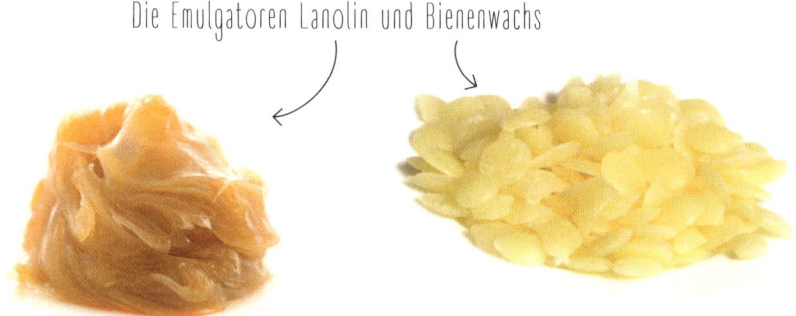

Schutzbalsam für die kalte Jahreszeit

# HUSTENBALSAM

*lindert Hustenreiz*

**Zutaten:**

- 30 ml Öl (gute Bio-Qualität)
- 1 g Bienenwachs
- 5 g Shea- oder Kakaobutter
- 10–15 Tropfen ätherisches Öl nach Wahl (siehe S. 15)

*Der Hustenbalsam wirkt antiseptisch und antiviral auf die Schleimhäute des Atemtraktes und stimuliert das Immunsystem.*

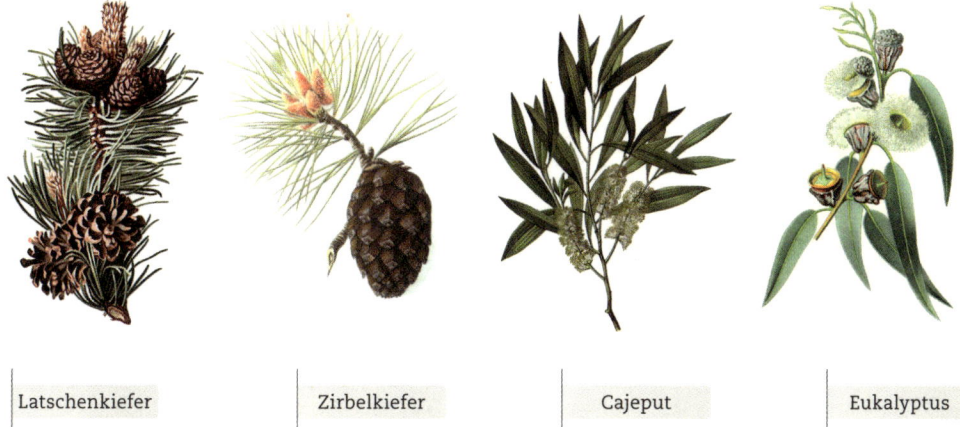

| Latschenkiefer | Zirbelkiefer | Cajeput | Eukalyptus |

## Zubereitung:
Siehe Balsam-Grundrezept auf Seite 28.

## Info:
Bei rauem Hals, Husten und gereizten Atemwegen kann ein Hustenbalsam aus Olivenöl und Bienenwachs als Basis mit ätherischen Ölen wie Lavendel, Latschenkiefer, Zirbelkiefer, Cajeput, Edeltanne, Eukalyptus u. a. sehr gut Abhilfe schaffen.

Dieser Balsam fördert die Schleimlösung, lindert den Hustenreiz und erleichtert die Atmung.

## Anwendung:
Den Hustenbalsam auf Rücken und/oder Brust auftragen, so gelangen die ätherischen Öle über die Atemwege und die Haut in den Körper und machen die Nase frei. Er kann gut vorbeugend verwendet werden. Ich massiere den Balsam auch auf die Fußsohlen ein, so stimulieren die Wirkstoffe über die Fußreflexzonen den gesamten Organismus und als angenehme „Nebenwirkung" bekommt man wunderbar warme Füße.

Vorsicht jedoch bei Allergien – vorher an einer zarten Hautstelle ausprobieren!

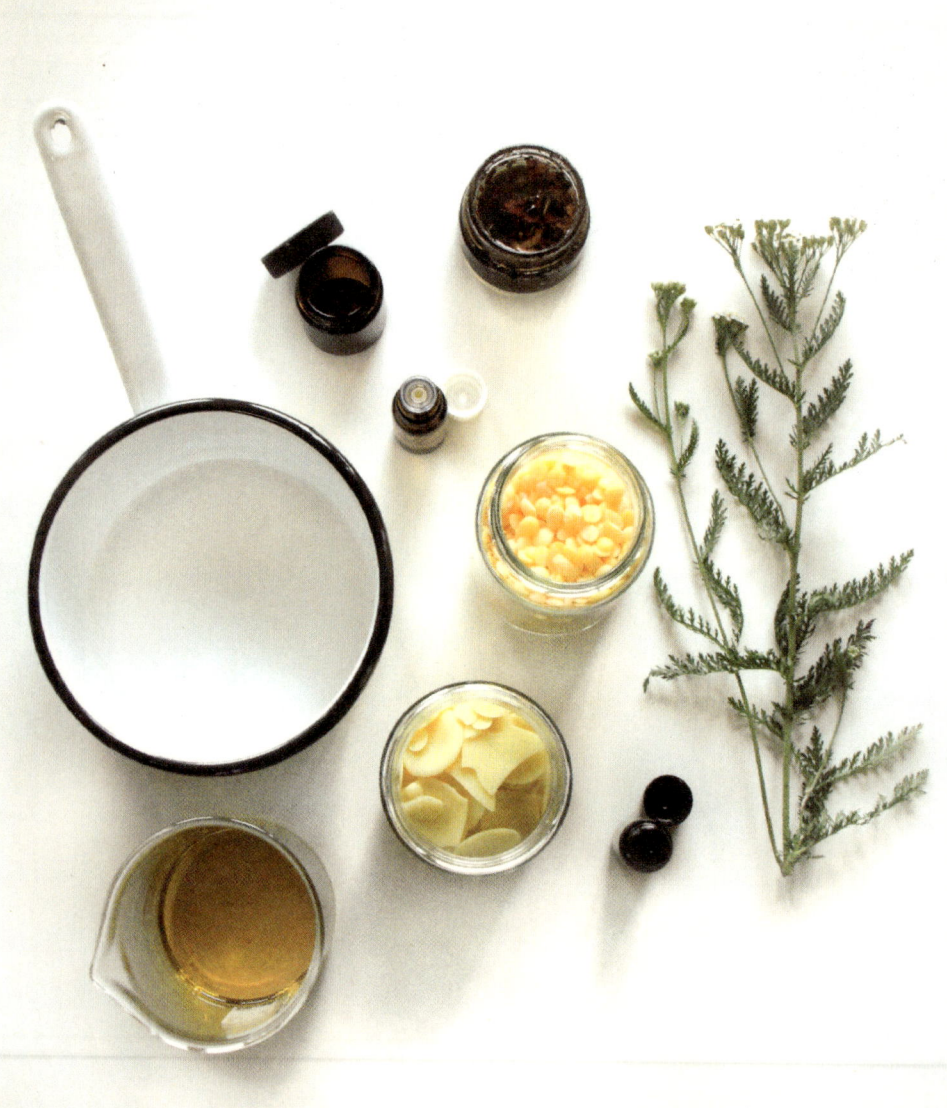

# PECH- ODER HARZSALBE

*desinfizierend, entzündungshemmend, zusammenziehend*

**Zutaten:**

- 100 g Öl (z. B. Bio-Olivenöl)
- ca. 60 g Harz
- wenn vorhanden: einige Ringelblumenblüten oder blühendes Schafgarbenkraut
- 8–10 g ungebleichtes Bienenwachs

In den Originalrezepturen wird Butter- oder Schweineschmalz verwendet, besonders gut eignet sich auch Fett von Wildschweinen. Eine zeitgemäße Alternative bilden Olivenöl in Bio-Qualität und Bienenwachs.

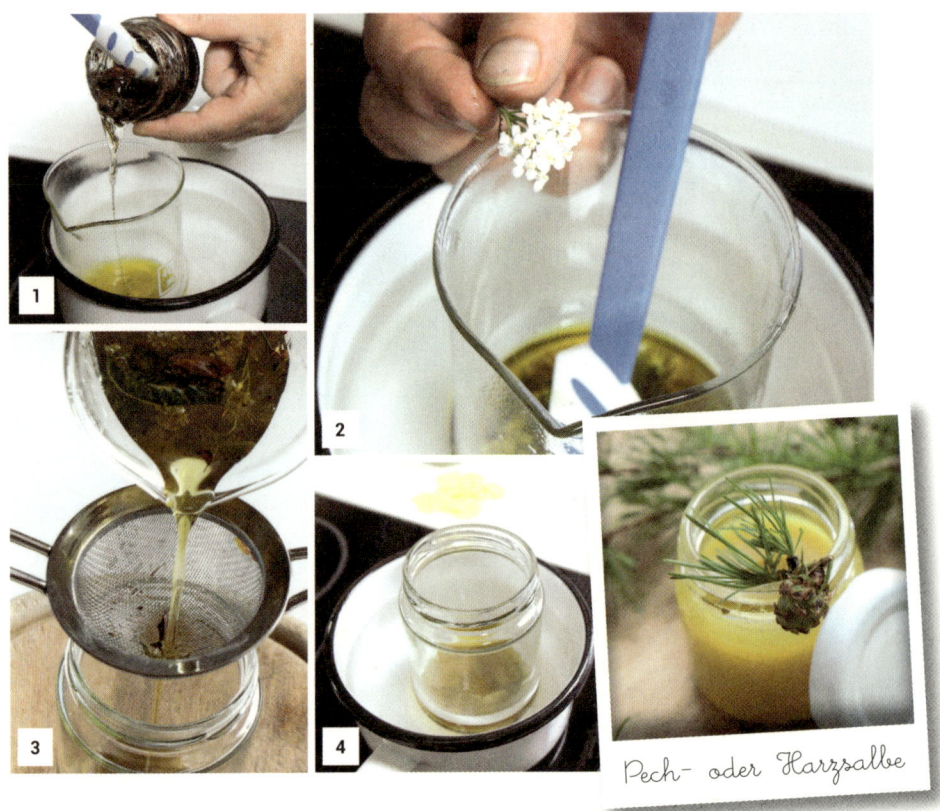

## Zubereitung:

**1** Wasserbad vorbereiten, Öl erwärmen und das Harz untermischen. **2** Auch die vorhandenen Kräuter dazugeben. Mindestens eine halbe Stunde erwärmen (der Topf soll von außen gerade noch mit den Händen angefasst werden können). **3** In ein Glas abfiltern. **4** Bienenwachs oder Kakaobutter/Sheabutter zugeben und so lange umrühren, bis sich das Bienenwachs (Kakaobutter/Sheabutter) aufgelöst hat. **5** In Glastiegel füllen, abkühlen lassen und dann verschließen.

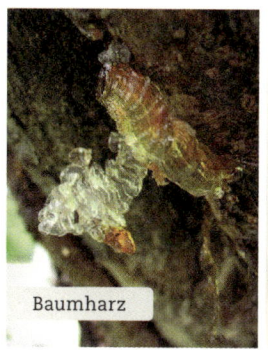
Baumharz

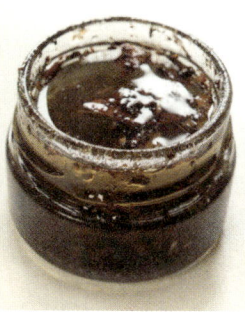

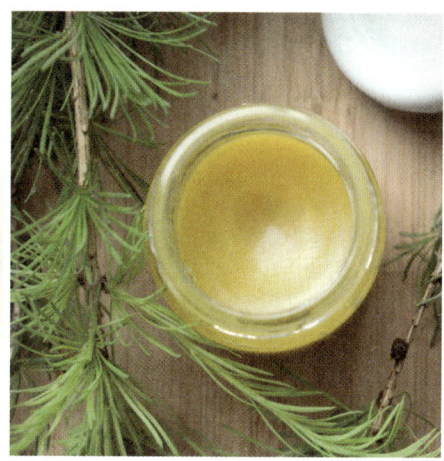

# HARZE (LÄRCHE, FICHTE)

**Info:**
Harz von Bäumen und Sträuchern dient den Pflanzen bei Verletzungen als Wundverschluss. Es riecht wunderbar durch den hohen Gehalt an ätherischem Öl. Harze von Nadelbäumen (vor allem von Fichte und Lärche) zählen seit Jahrhunderten zu den wichtigsten Heilmitteln.

Das Pech klebt an der Rinde der Bäume und kann vorsichtig abgeschabt (nicht alles wegnehmen – der Wundverschluss für die Bäume muss erhalten bleiben!) und dann in Gläschen gefüllt werden.

Das Lärchenpech ist rarer, heller und weicher als Fichtenharz.

**Wirkung/Anwendung:**
Die Pechsalbe wirkt desinfizierend, entzündungshemmend und zusammenziehend. Dies sind drei besonders gute Eigenschaften für eine gute Wundheilsalbe, die direkt auf Schürf- und Schnittwunden aufgetragen werden kann.

Sie kann auch gut bei Gicht, Rheuma, Arthritis, Gelenksentzündungen (entzündungshemmend) und bei Ischiasbeschwerden angewendet werden – hierfür kann der Harzanteil erhöht werden (die Haut ist ja nicht verletzt). Ganz selten kann es zu allergischen Reaktionen kommen, deshalb die Salbe an der Arminnenseite (die Haut ist dort besonders zart) probieren.

Pech- oder Harzsalbe

# MAJORANSALBE

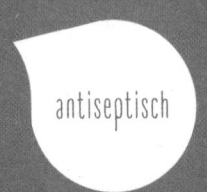
antiseptisch

**Zutaten für den Ölauszug:**
- Eine Handvoll frischer, blühender Majoran
- 200 ml Olivenöl

**Zutaten für die Salbe:**
- 50 ml Majoran-Ölauszug
- 4 g Bienenwachs

........................................

Majoran ist als wohlschmeckendes Küchenkraut gut bekannt, sein kräftig-würziges Aroma verfeinert so manchen Braten und macht ihn besser verdaulich, er verfeinert auch viele herzhafte Gemüsegerichte. Majoran hat eine verdauungsfördernde, blähungswidrige, aber auch antiseptische Wirkung.

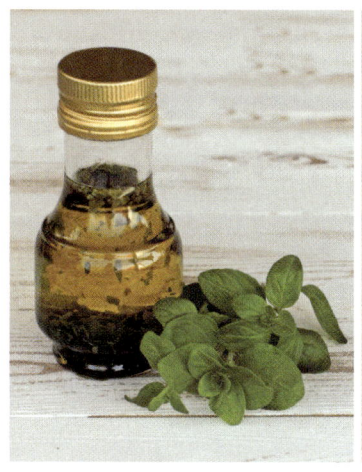 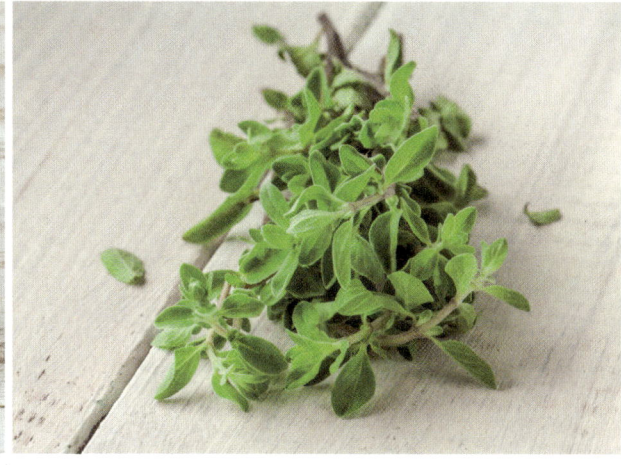

## Zubereitung Ölauszug:

**1** Den Majoran in ein Glas geben und mit 200 ml Olivenöl übergießen. **2** Das Glas verschließen, an einem warmen Ort 4 Wochen stehen lassen (immer wieder gut schütteln). **3** Abfiltern und kühl aufbewahren.

### Info:
Wohltuend wirkt das Öl bei müden Beinen, auf die Brust aufgetragen, erleichtert es das Atmen bei Erkältungen, rund um die Nase aufgetragen, können die Symptome einer Nasennebenhöhlenentzündung erleichtert werden.

## Zubereitung Salbe:

**1** Das Bienenwachs im Öl schmelzen (Wasserbad) **2** In kleine Tiegel füllen, abkühlen lassen und erst dann verschließen.

### Info:
Bei Blähungen sollte die Salbe um den Bauchnabel aufgetragen werden, aber auch bei Schnupfen um die wunde Nase und auf die Nasennebenhöhlen eingerieben, bringt die Salbe Linderung.

> Majoran an sonnigen Tagen, um die Mittagszeit ernten, so entwickelt er die meisten Inhaltsstoffe.

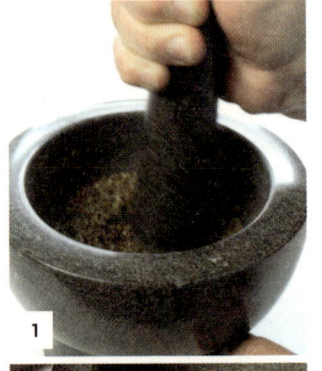

Wenn kein frischer Majoran für einen Ölauszug zur Verfügung steht, findet man in alten Büchern eine Variante mit getrocknetem Majoran:

### Zutaten:
- Einen Teelöffel getrockneten Majoran
- einen Teelöffel hochprozentigen Kornschnaps
- ein Teelöffel frische Biobutter

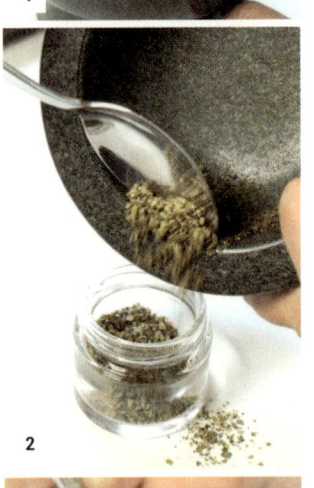

### Zubereitung Salbe:
**1** Den getrockneten Majoran mörsern (so werden die heilbringenden ätherischen Öle freigesetzt).
**2** Den Majoran in ein kleines Gläschen füllen. **3** Einen Teelöffel hochprozentigen Kornschnaps dazugeben, diese Mischung lässt man ca. einen Tag ziehen. **4** Dann wird dieselbe Menge (ein Teelöffel) frische Biobutter zugegeben. Im Wasserbad erwärmen bis die Butter schmilzt und alles verrührt werden kann. **5** Danach durch ein Tuch oder einen Filter abfiltern und im Kühlschrank aufbewahren!

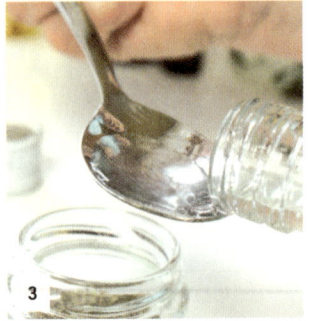

## INFO:

Stets frisch und in kleinen Mengen zubereiten, die Salbe hält so lange wie die Butter.

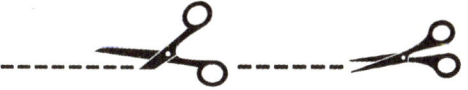

# TIPP:

Ganz wichtig beim Salbenrühren ist die Beschriftung der Gläser. Sehr oft passiert es, dass man später nicht mehr weiß, was sich darin befindet! Am besten immer mit Name und Datum versehen.

Hier finden Sie ein paar Vorlagen, die Sie kopieren, ausschneiden und als Etiketten verwenden können.

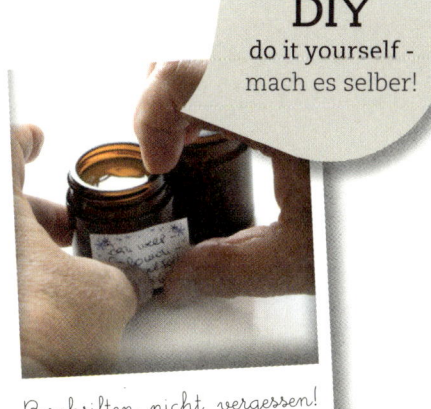

**DIY**
do it yourself -
mach es selber!

*Beschriften nicht vergessen!*

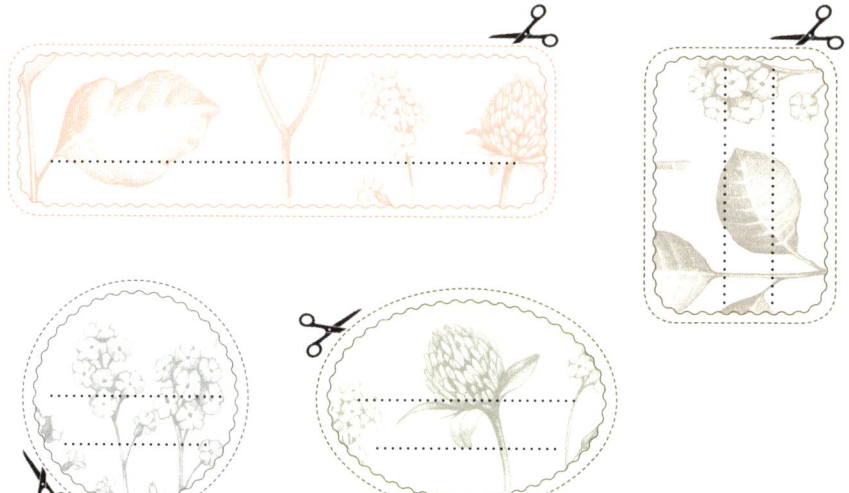

Bastelvorlage 51

# EUKALYPTUSSALBE

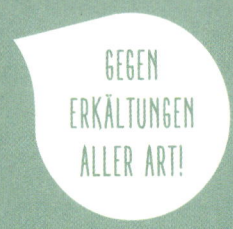
GEGEN ERKÄLTUNGEN ALLER ART!

**Zutaten:**

- 30 ml Olivenöl
- 2 g ungebleichtes Bienenwachs
- 20–25 Tropfen ätherisches Eukalyptusöl

**Zubereitung:**

**1** Öl und Bienenwachs im Wasserbad schmelzen lassen. **2** Auf Handwärme abkühlen und das ätherische Öl gut unterrühren. **3** In kleine Tiegel füllen, beschriften und wenn die Salbe kalt ist, verschließen.

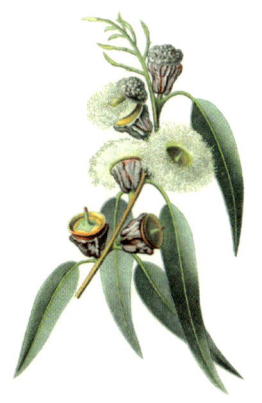

Eukalyptus

## INFO:

Eukalyptus ist die bekannteste Heilpflanze Australiens, er ist auch in den meisten anderen warmen Ländern zu finden, zunehmend auch bei uns. Das ätherische Öl des Eukalyptusbaumes findet man in zahlreichen Erkältungsmitteln, z. B. in Inhalationsmitteln, Salben oder Erkältungsbädern.

Die Hauptanwendungsgebiete sind: Bronchitis, Schnupfen, Husten, Erkältungen, doch auch bei Rheuma, Muskelkater oder Arthrose kann eine Eukalyptussalbe Abhilfe schaffen.

Eukalyptusblätter finden auch in einem Tee oder äußerlich als Umschläge Verwendung.

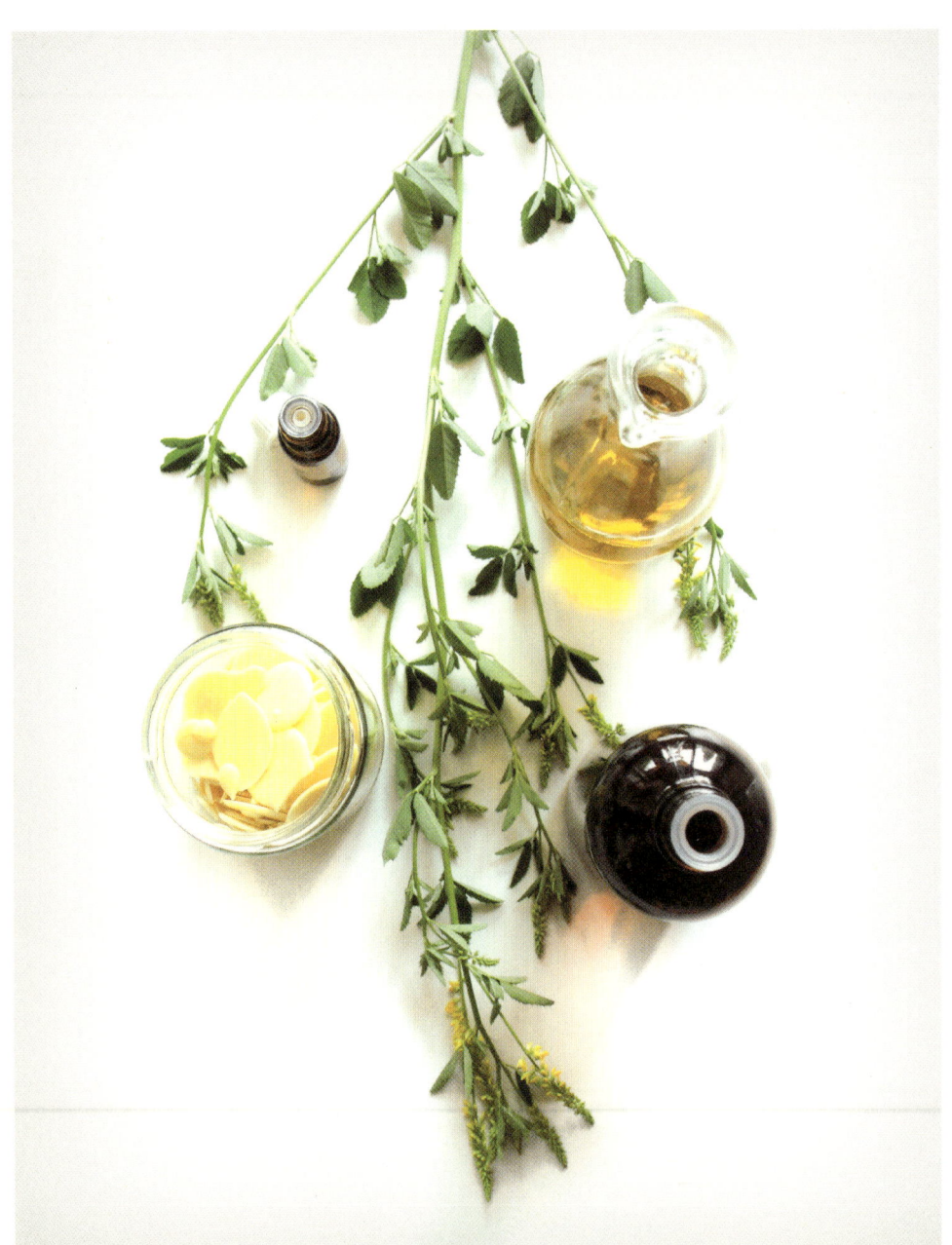

# VENENBALSAM

*Cumarin im Steinklee erweitert die Gefäße!*

**Zutaten:**

- 100 ml Steinklee-Ölauszug
- 12 g Sheabutter
- 5 g Bienenwachs
- 12 g Rosskastanientinktur
- 5 Tropfen ätherisches Wacholderbeerenöl
- 5 Tropfen ätherisches Zypressenöl
- 3 Tropfen ätherisches Grapefruitöl

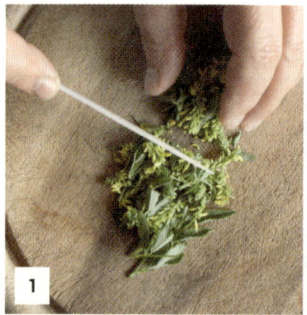
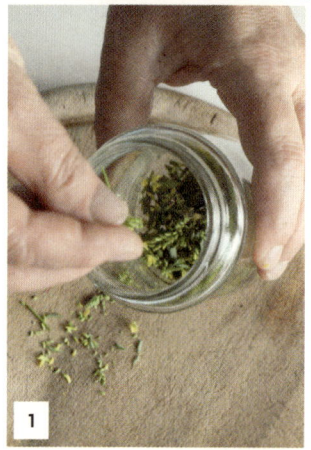
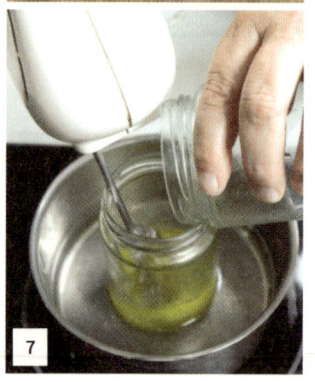
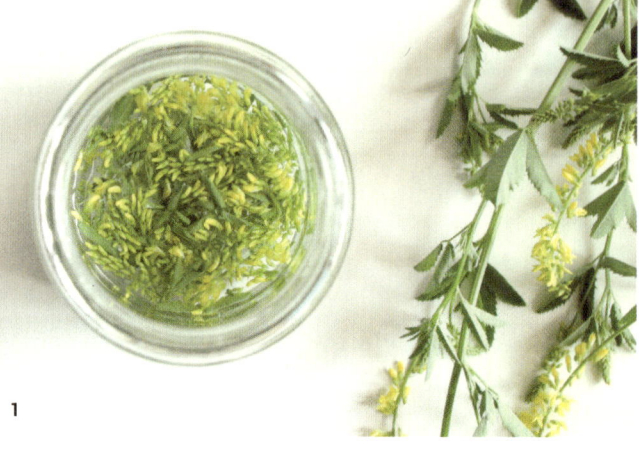

## Zubereitung Ölauszug:

**1** Den Steinklee-Ölauszug so wie bei „Salbe-Grundrezept" auf S. 26 herstellen. Fertigen Ölauszug in ein Glas geben.

## Zubereitung Balsam:

**2** Bienenwachs zufügen. **3** Das Glas in ein Wasserbad stellen und schonend erwärmen, bis es geschmolzen ist (maximal 70 °C). **4** Das Glas vom Feuer nehmen, auf 40–50 °C abkühlen lassen. **5** Jetzt die Sheabutter zufügen. Nochmals verrühren bis alles geschmolzen ist. **6** Nun die Rosskastanientinktur auf ca. 40 °C erwärmen. **7** Die erwärmte Tinktur in die Fettphase geben und verrühren. Man kann auch gerne einen Handmixer dazu verwenden. Zum Schluss die ätherischen Öle zufügen. **8** In kleine Tiegel oder Döschen füllen. Erst verschließen, wenn die Masse vollständig erkaltet ist.

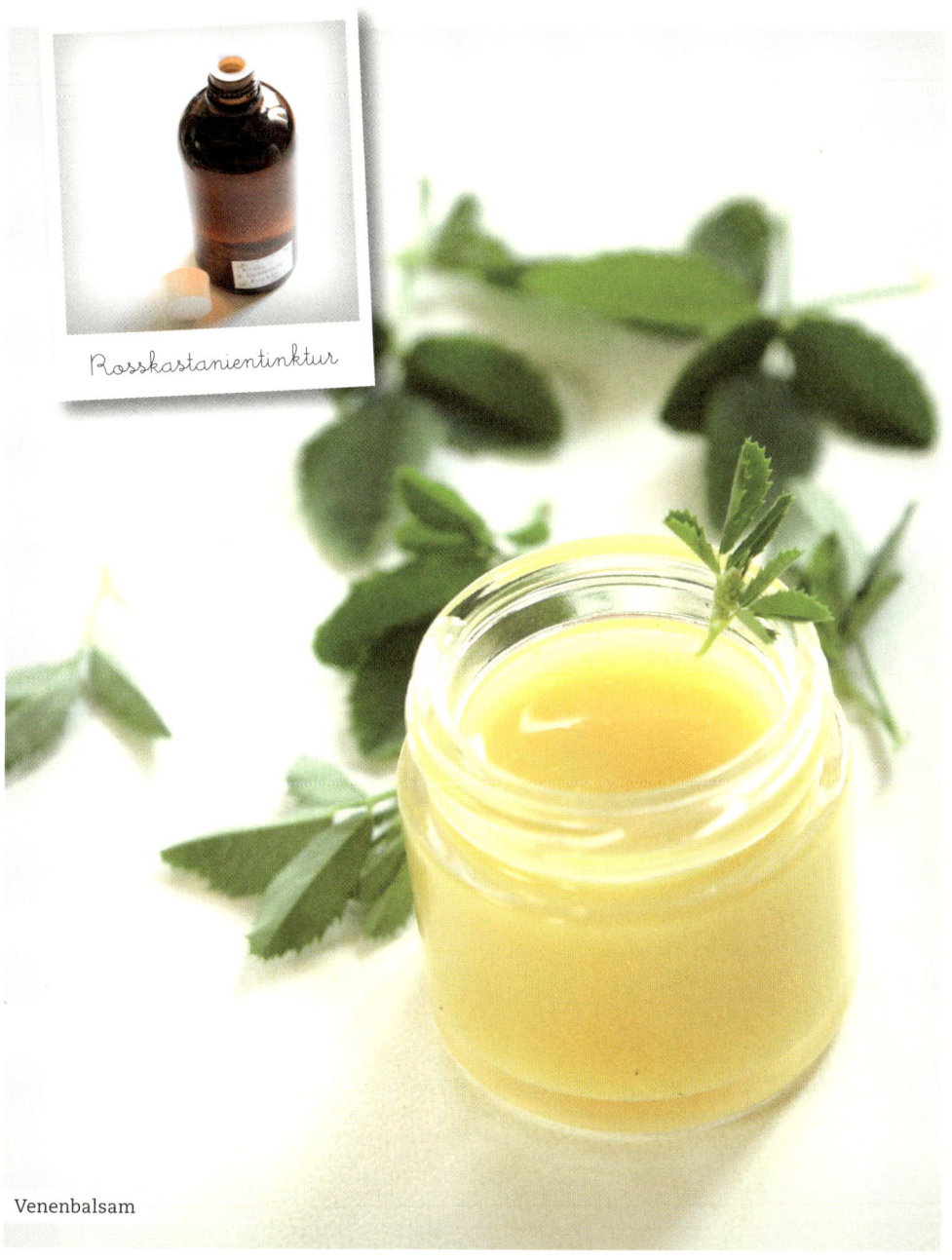

Rosskastanientinktur

Venenbalsam

# LIPPENPFLEGE

*vorbeugend bei Lippenherpes!*

- 7 g Ringelblumenöl
- 1 g Bienenwachs
- 3 g Kakaobutter
- 3 g Sheabutter
- 2 Tropfen Sanddornfruchtfleischöl
- 2 Tropfen ätherisches Kamillenöl, blau
- 3 Tropfen ätherisches Melissenöl

Ringelblumenöl selbermachen siehe S. 18!

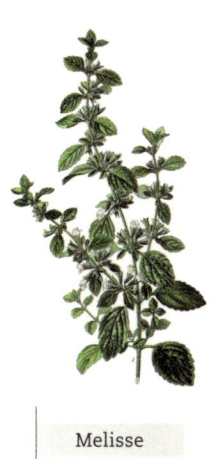
Melisse

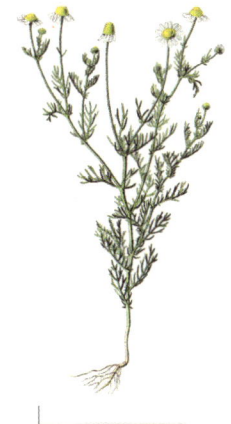
Kamille

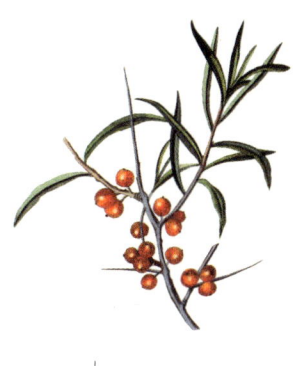
Sanddorn

## Zubereitung:
**1** Bienenwachs im Ringelblumenöl schmelzen (Wasserbad) und überkühlen lassen. **2** Die Butter beifügen. **3** Bei Handwärme die ätherischen Öle und das Sanddornfruchtfleischöl unterrühren. **4** Dann in sehr kleine Tiegel füllen – so kann der Balsam mit einem Spatel entnommen und deshalb besser auf Hygiene geachtet werden!

## Wirkung:
Bei den ersten Anzeichen einer Fieberblase diesen Balsam mehrmals täglich auftragen, auch vorbeugend gut einsetzbar.

# SANDDORN-FRUCHTFLEISCH
ist wundheilungsfördernd, regenerierend und schmerzstillend.

Am besten im Kühlschrank aufbewahren!

# BRAUNWURZSALBE

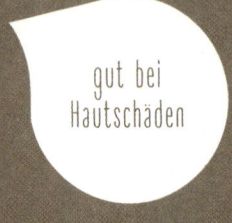

gut bei Hautschäden

- 60 ml Braunwurzöl
- 25 g Sheabutter
  (oder Kakaobutter, Lanolin, Bienenwachs)
- 25 ml Braunwurztinktur
  (auch starker Tee ist möglich)

Gut bei Fieberblasen, deswegen ist es praktisch, die Salbe als Lippenpflege abzufüllen.

Braunwurztinktur selbermachen siehe S. 23!

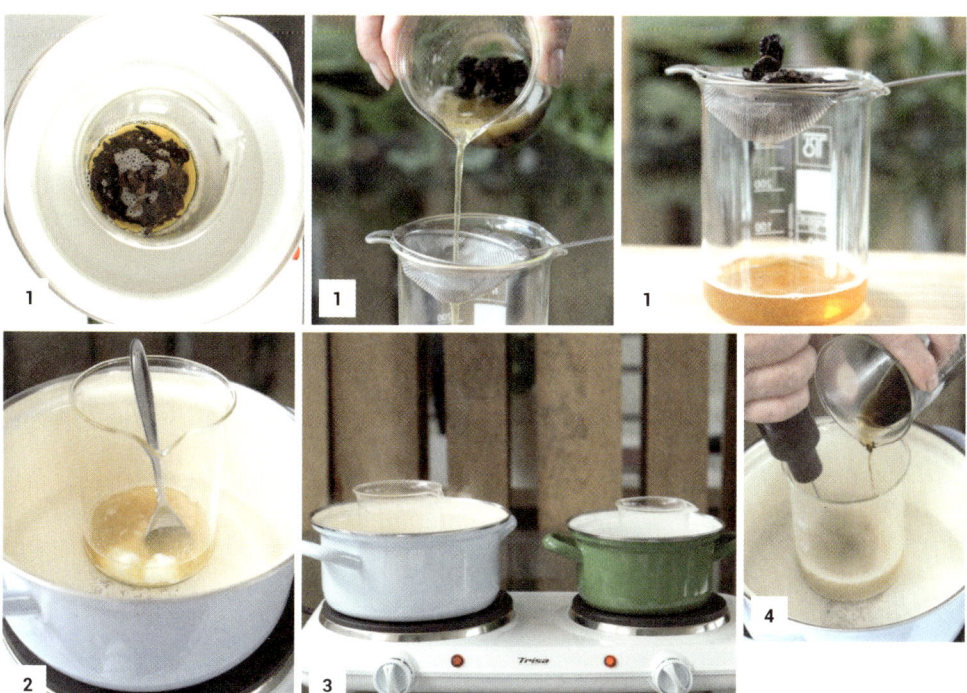

## Zubereitung Ölauszug:
**1** Den Braunwurz-Ölauszug so wie bei „Salbe-Grundrezept" auf S. 26 beschrieben herstellen. Oder siehe auch Braunwurzöl S. 23.

## Zubereitung Salbe:
**2** Braunwurzöl in ein feuerfestes Glasgefäß geben. Sheabutter hinzufügen und im Wasserbad erhitzen, dabei rühren. **3** In einem anderen Gefäß die Tinktur auf gleiche Temperatur erwärmen. **4** Die erwärmte Tinktur (Wasserphase) in das Ölgemsich (Fettphase) rühren. Nicht umgekehrt! Bei geringster Hitze im Wasserbad etwa 30 Minuten den Alkohol ausdampfen lassen. Immer wieder umrühren. Danach aus dem Wasserbad nehmen und in saubere Tiegel abfüllen. Wer sich einen guten Duft wünscht, gibt ein paar Tropfen ätherisches Öl nach Wahl dazu (siehe S. 15).

## Silvia Zweimüller

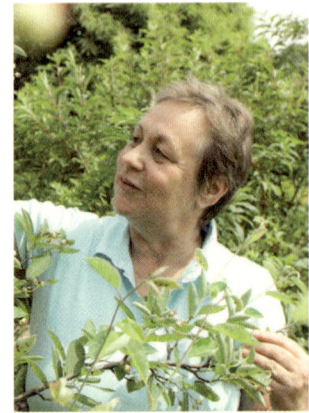

» Diplomierte Gesundheits- und Krankenschwester
» FNL-Kräuterfachfrau
» Absolventin des Hochschullehrgangs für Arzneipflanzen und Wildkräuter
» Referentin in Kräuterkunde im „forte FortBildungszentrum" am Krankenhaus der Elisabethinen Linz
» Natur- und Landschaftsvermittlerin
» verheiratet, drei erwachsene Söhne
» große Freude an der Vermittlung von „Kräuterwissen", der Achtung von natürlichen Abläufen, von Naturschutz, Lebensfreude und Nachhaltigkeit bei Workshops, Kräuterwanderungen und regelmäßigen Kräuterstammtischen

## Dank

Sehr herzlich will ich mich bei meiner lieben Freundin Siegrid Hirsch bedanken, sie hatte die Idee zu diesem Büchlein und bei Christina Diwold, die die schönen Fotos beisteuerte.

Danke auch an meine vielen Lehrer und an meine Kräuterstammtischbesucherinnen, KräuterfreundInnen und KursteilnehmerInnen - ich hab sehr viel von euch lernen dürfen.

Danke meiner leider bereits verstorbenen Mutti – sie hat den Grundstein für meine große Liebe zu den Pflanzen gelegt und hat mich mit Wipferlsaft und Ringelblumensalbe versorgt.

Besonders bedanken will ich mich bei meiner Familie – ihr seid meine Kraftquelle.

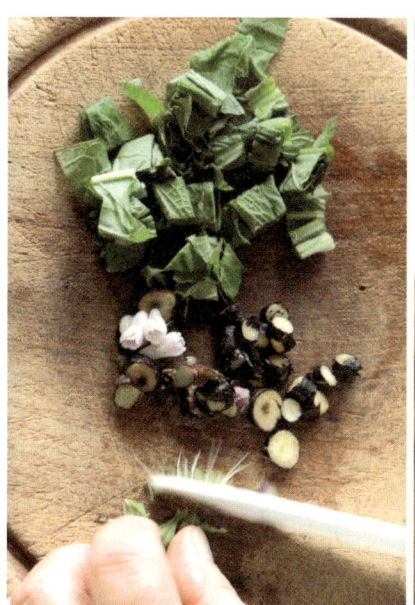
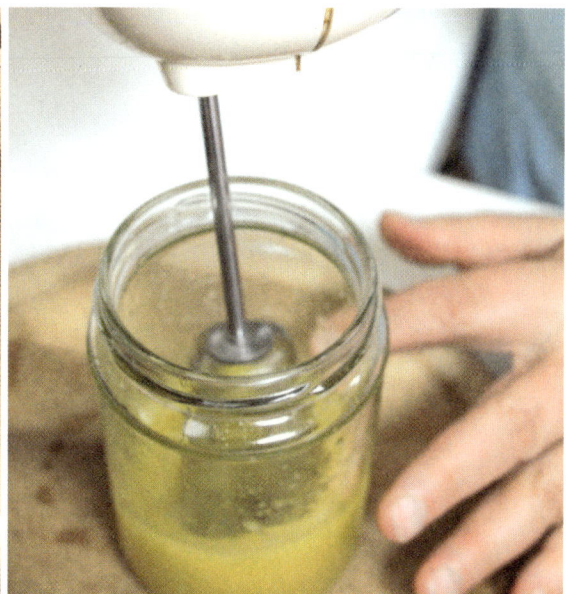
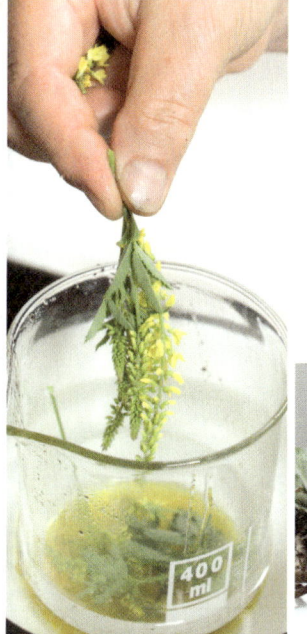

„Pflanzen und Bäume sind viel mehr, als wir sehen können, viel mehr als Inhaltsstoffe und Heilwirkung – sie berühren, wenn wir es zulassen, direkt unsere Seelen – und ihre Blüten sind das Lächeln unserer Erde."

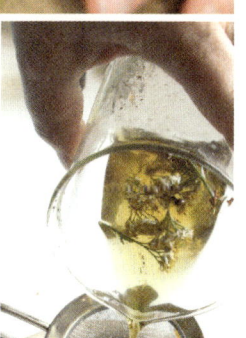
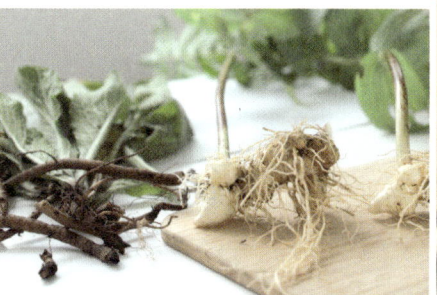
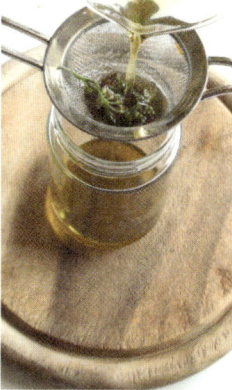

# freya BUCHTIPPS

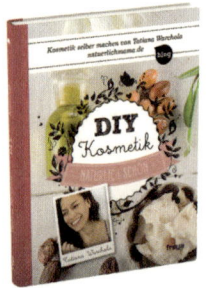

*Tatiana Warchola*
## DIY Kosmetik
Natürlich schön

Mikroplastik in Kosmetika? Nein, danke! Die junge Bloggerin zeigt selbst gemachte Cremes, Lippenstifte, Lidschatten & Co frei von giftigen Substanzen. ISBN: 978-3-99025-190-4

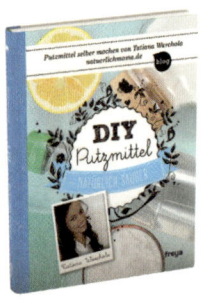

*Tatiana Warchola*
## DIY Putzmittel
Natürlich sauber

Reinigungsmittel lassen sich sehr einfach herstellen. Wir machen unsere Produkte natürlich und selbst, sagt die junge Generation.
ISBN: 978-3-99025-191-1

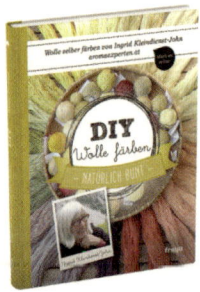

*Ingrid Kleindienst-John*
## DIY Wolle färben
Natürlich bunt

Es gehört zu den magischen Momenten des Lebens, wenn man zum ersten Mal mit eigenen Händen und nach eigenem Gefühl etwas färbt. Mit Pflanzen färben macht bunt!
ISBN: 978-3-99025-221-5

In Ihrer Buchhandlung & E-Book Store: www.freya.at  www.freya-verlag.de